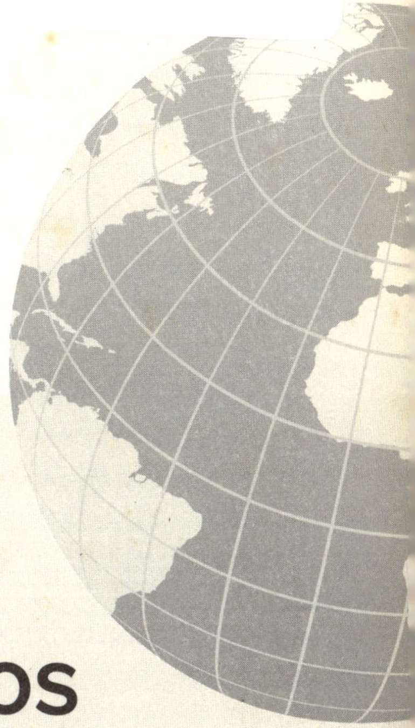

HARLEY PASTERNAK
E LAURA MOSER

Dieta dos Países Magros

Tradução
Roselene Santanna

lua de papel

Published in the United States by Ballantine Books, an imprint of The Random House Publishing Group, a division of Random House, Inc., New York.

Título original: *The 5 factor world diet*

Direção Editorial: Pascoal Soto

Editor: Pedro Almeida

Produção editorial: Gabriela Ghetti

Tradução: Roselene Santanna

Preparação de texto: Josélia Aguiar

Revisão: Flávia Yacubian

Projeto gráfico, capa e diagramação: Osmane Garcia Filho

Imagens Capa: © Vario/ Other Images
Lady Gaga: © Kristin Callahan/ Everett Collection/ Keystone
Halle Berry: ©Warner Bros/Courtesy Everett Collection/ Keystone
Hilary Duff: ©20thCentFox/ Courtesy Everett Collection/ Keystone
Megan Fox: © Gregorio T. Binuya/ Everett Collection/ Keystone

Dados Internacionais de Catalogação na Publicação (CIP-Brasil)
Ficha catalográfica elaborada por Oficina Miríade, RJ, Brasil.)

Pasternak, Harley
Dieta dos países magros / Harley Pasternak com Laura Moser ; tradução Roselene Santanna. — São Paulo : Lua de Papel, 2010.

Título original: The 5 factor world diet
Bibliografia

ISBN 978-85-63066-27-5

1. Aptidão física 2. Dieta para emagrecer 3. Exercícios 4. Hábitos alimentares 5. Nutrição – Aconselhamento 6. Qualidade de vida 7. Receitas
I. Moser, Laura. II. Título.

10-07084 CDD-613.25

Índices para catálogo sistemático:
1. Emagrecimento : Receitas : Dietética : Promoção da saúde 613.25
2. Emagrecimento : Reeducação alimentar : Dietética : Promoção da saúde 613.25

2011
Todos os direitos desta edição reservados à
TEXTO EDITORES LTDA.
[Uma editora do Grupo Leya]

Av. Angélica, 2163 — conj. 175/178
01227-200 — Santa Cecília — São Paulo — SP
Blog da Lua: www.leya.com.br/luadepapel
Twitter: @luadepapel_BRA / @EditoraLeya

Sumário

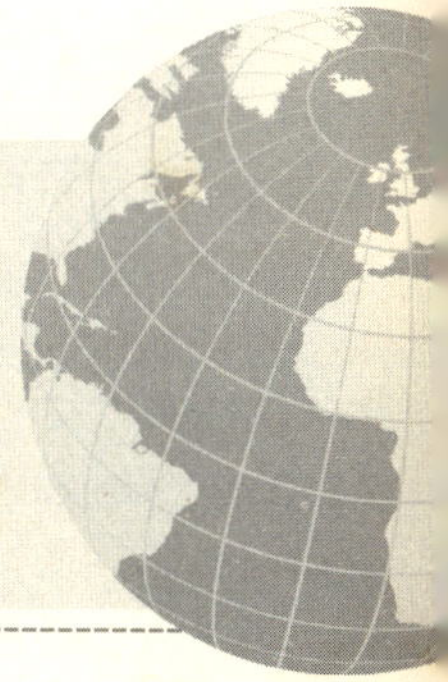

Introdução

De certo modo, pesquisei a Dieta dos Países Magros a minha vida inteira — mesmo que nem sempre soubesse disso. Cresci em Toronto, no Canadá, local eleito pelas Nações Unidas recentemente como a cidade com maior diversidade étnica do mundo. Em Toronto são faladas mais de cem línguas e dialetos — mais do que em qualquer outra cidade no mundo — e quase três quartos dos residentes de toda Toronto são imigrantes ou filhos de imigrantes. Como quase todos na minha cidade natal, tenho raízes em países estrangeiros: meus avós são da Hungria, Romênia, Rússia e Polônia.

Na minha infância convivi com pessoas de todas as culturas, religiões e estilos de vida que você pode imaginar. Desde o início essa diversidade teve um grande impacto no meu modo de olhar o mundo. Entre outras coisas, bem jovem ainda, desenvolvi um apetite insaciável por uma grande variedade de comidas, sabores e ingredientes de toda parte do globo. Como muitas pessoas na nossa cidade internacional, minha família regularmente saía para comer em restaurantes italianos, tailandeses, jamaicanos, indianos, portugueses — a lista é interminável. E sempre eu ficava ansioso por experimentar a mais recente cozinha exótica que chegasse à vizinhança, qualquer que fosse.

Também passei uma parte da minha juventude no Caribe, quando minha família morou em Jamaica, Barbados, Trinidad, e em Miami, Flórida. Essas viagens bem cedo na minha vida aprofundaram minha curiosidade quanto às diferentes cozinhas internacionais. Na Jamaica eu me regalava ao comer arroz, ervilhas e *jerk* de frango. Em Trinidad gostava muito de comer sanduíche olímpico e *paratha-roti*; enquanto em Barbados eu devorava peixe-voador. Em Miami eu me apaixonei pela comida cubana, especialmente por feijão-preto, banana e *ropa vieja*, um prato feito à base de bife em tiras ao molho de tomate. E em todo lugar que íamos eu adorava provar as frutas tropicais, que tinham um sabor incrível, completamente desconhecidas da maioria dos canadenses.

A minha origem da Europa Oriental acrescentou ainda mais outra dimensão à minha perspectiva quanto à cozinha internacional. Nas refeições de família, minha avó sempre nos servia pimentão cheio, compota de frutas e *uborka salata* — uma salada de pepino de tradição húngara muito importante em casa. A primeira vez que provei comida japonesa, minha refeição começou com algo que eu pensava ser *uborka salata*. Somente depois percebi que, na verdade, o que eu estava comendo era *sunomono*, uma salada de pepino tradicional do Japão. O fato de países diferentes usarem o mesmo ingrediente, ou similar, para produzir às vezes resultados muito parecidos, me intrigava. Comecei questionando a relação que existe entre comida e cultura: como aquilo que comemos reflete grandes verdades quanto à maneira como vivemos e ao que valorizamos?

Conforme crescia, meu interesse por sabores, aromas, gostos e ingredientes diferentes estava cada vez mais forte. Na minha adolescência o canal de televisão Food Network era novo e rapidamente se tornou meu favorito — eu assistia aos programas ininterruptamente. Também ficava encantado com os pratos asiáticos do Ming Tsai, com a cozinha *cajun* de Emeril Lagasse e a comida italiana de Mario Batali. Eu queria aprender tudo.

Nessa época eu também me tornei um fanático por *fitness*. Durante toda a minha juventude e na faculdade joguei hóquei, e no desejo de melhorar minha performance me interessei por uma nova dimensão de alimentação — não apenas quanto ao sabor ou aspecto e aroma, mas como a comida poderia mudar minha aparência, sentimento e desempenho.

A comida não se trata apenas de uma experiência do comer — embora esse aspecto ainda seja muito importante. A comida também é os resultados que ela pode trazer; o impacto que a dieta tem no meu corpo. A maneira que eu comia afetava diretamente o meu desempenho como um atleta, e percebi que você jamais poderia separar a dieta da boa forma em geral.

Na faculdade cursei as disciplinas dessa área, estudei cinesiologia e nutrição. Desde o início queria entender os aspectos científicos e técnicos da comida. No curso de pós-graduação trabalhei como cientista para o Departamento Nacional de Defesa do Canadá, fazendo pesquisas sobre nutrição. Estudamos os efeitos de diferentes alimentos nos níveis de energia e na performance dos soldados.

Conforme estudava todos esses assuntos, comecei meu próprio negócio de treinamento em Toronto. À medida que minha reputação crescia, tive a oportunidade de trabalhar com muitos artistas de Hollywood que vinham a Toronto para filmar. Para treiná-los, eu me valia de minha graduação em fisiologia, mas também usava minha graduação em nutrição para me ajudar a planejar suas dietas. Partindo dessas muitas experiências — minhas pesquisas acadêmicas em dieta, nutrição e forma física, além da minha interação com os clientes — desenvolvi o que chamei de Dieta dos 5 Fatores, um sistema de alimentação e exercícios que acredito ser a chave para uma saúde a longo prazo.

A base da Dieta dos 5 Fatores não poderia ser mais direta:

- Cinco refeições por dia, prática que melhora seu metabolismo e estabiliza seu apetite.
- Seguir cinco critérios de nutrição específicos para cada refeição (detalharei esses critérios no capítulo 13).
- Fazer cada refeição com os cinco ingredientes principais e levar cinco minutos ou menos para prepará-la.
- Fazer no mínimo 25 minutos de exercício cinco vezes por semana.
- Aproveitar um dia livre por semana — isso significa que você pode comer o que quiser e quando quiser.

Quando a Dieta dos 5 Fatores decolou, minha carreira ascendeu junto. Meu plano, fácil de ser seguido, estava obtendo grandes resultados com os meus clientes, e logo expandi os negócios para Montreal e Vancouver.

Com o passar do tempo tive oportunidade de treinar mais atores e músicos. Desde o meu primeiro filme, *Olhar de anjo* (2001), eu tive bastante sorte de trabalhar com os atores mais famosos de Hollywood, estrelas desde Halle Berry e Robert Downey Jr. em *Na companhia do medo* a Rachel Weisz em *Constantine* e Milla Jovovich na série *Resident evil*. Eu esculpi os músculos e fiz a dieta alimentar de Orlando Bloom, Jessica Simpson, Brendan Fraser, Seth

Rogen, Katherine Heigl, Robert Pattinson, Hilary Duff, Miley Cyrus e muitos outros, fazendo com que seus corpos atingissem a sua melhor forma para que pudessem atuar em filmes, televisão e vídeos de música.

Pude viajar pelo mundo porque mantinha a forma de todas essas celebridades. De Cingapura à Suécia, viajei por mais de trinta países. Em muitos filmes tive de viver em locações com meus clientes para mantê-los em forma durante o tempo da gravação. Viajei em turnês com músicos como Kanye West, Alicia Keys, John Mayer e passei períodos em lugares exóticos como Kuala Lumpur, na Malásia, e em um castelo na Escócia. Durante todo tempo eu tive de contar com os recursos locais para deixar meus clientes em forma, saudáveis e com a melhor aparência possível. Essa necessidade tornou Dieta dos 5 Fatores mais abrangente — e mais interessante — do que a maioria das outras dietas.

Esse aspecto do meu trabalho da busca por alimentos, de um modo bem particular, estimulou a minha curiosidade pela cozinha internacional. Para todo lugar que viajo, vou direto para o mercado — é sempre a minha primeira parada (fazer compras no local para onde você viaja certamente parece mais prático do que carregar as malas cheias de alimento!). Não importa em que cidade ou país eu esteja, a busca pelos aspectos mais saudáveis da cozinha local é sempre a minha prioridade.

Em algum ponto, fiz a descoberta que parece ser a mais marcante: quanto mais longe dos Estados Unidos eu viajava, mais fácil era encontrar alimentos nutritivos e magros para usar nas refeições dos meus clientes. Também reparei que fora dos Estados Unidos — na verdade, praticamente em qualquer lugar do mundo — as pessoas parecem ser muito mais saudáveis e magras. Comecei a perguntar a mim mesmo: "O que está acontecendo aqui?".

Detectei uma tendência similar na escolha dos alimentos em casa. Por ter um trabalho de educar as pessoas quanto à boa forma e nutrição, meus amigos sempre esperam que eu seja o responsável por decidir onde comer refeições saudáveis e deliciosas. Foi numa dessas noites, como guia de restaurantes, que a ideia da Dieta dos Países Magros se formou na minha mente.

A noite começou como muitas outras: estava sugerindo meus restaurantes favoritos em Los Angeles. Talvez um italiano? Amo uma boa *zuppa di pesce* [sopa de peixe]. Você nunca vai errar se comer sushi no Katsuya. Ou que tal um galeto num restaurante brasileiro? Mas espere: onde estava com a cabeça? Nós *precisamos* experimentar o novo restaurante tailandês que todos estão elogiando — ouvi ótimas coisas sobre a sopa de camarão com capim-limão e o frango ao molho de amendoim.

Como frequentemente acontece, meus amigos e eu logo ficamos impressionados com todas as opções do jantar. E, então, algo ficou claro para mim: sem exceção, cada uma das cozinhas que estávamos considerando tinha a sua origem no exterior. Nunca me ocorreu sugerir sair para comer um *cheeseburger* com batatas fritas, um cachorro-quente apimentado com *onion rings* ou um prato grande de macarrão com queijo e frango frito.

Com certeza aquelas comidas típicas norte-americanas têm um sabor incrível. Quem não gosta de comer um hambúrguer, um frango ou *waffles*? Ainda assim eu não poderia ignorar o fato de que a maioria das comidas nutritivas — e deliciosas — vinha do exterior. As comidas que regularmente recomendo aos clientes e amigos — as que eu como com mais frequência — são quase exclusivamente estrangeiras, têm sua origem em países cujos moradores são mais magros e, não por coincidência, têm vida mais longa e mais saudável do que nós nos Estados Unidos.

Você sabia que os Estados Unidos têm mais pessoas gordas do que qualquer outro país com grande dimensão no planeta? Em 2006, mais de 74,1% da população norte-americana, ou quase *três entre quatro pessoas* acima de 15 anos foi considerada com sobrepeso.[1] Em um país com a população total de cerca de 300 milhões de habitantes, significa que mais de 225 milhões de norte-americanos correm o risco de sofrer de hipertensão, diabetes, doenças do coração, colesterol alto, pressão alta, derrame cerebral e câncer — tudo isso por causa do seu peso.

De modo inverso, você sabia que as pessoas na maioria dos outros países não têm de se preocupar muito com sua saúde ou com o peso que terão na meia-idade? Isso acontece porque o resto do mundo não tem os mesmos problemas alarmantes que temos com obesidade. Outras culturas e dietas têm, de algum modo, permitido um peso mais saudável que o nosso. Mas como exatamente isso funciona? Eu me tornei obcecado por desvendar esse mistério até o fim. Quanto mais eu questionava, mais perguntas surgiram. Por exemplo:

- Por que os japoneses da região de Okinawa têm uma das maiores expectativas de vida no mundo (média de 82 anos)? Uma das explicações pode ser a prática do *hara hachi bunme*, uma técnica de autocontrole que nos impede de comer demais.

- Por que os franceses, apesar de ter uma dieta alta em gorduras saturadas e fumar obsessivamente, têm uma das taxas mais baixas do mundo ocidental de doenças cardiovasculares? Ingerir mais compostos fenólicos na sua dieta (comumente encontrado na casca das uvas rosadas) não é a única resposta.
- Como aproximadamente 940 milhões de pessoas na China permanecem no peso ideal? A dieta tradicional do país, baseada em vegetais, deve ter alguma coisa a ver com isso.
- Por que existem ainda menos pessoas com sobrepeso em Cingapura?
- Por que os italianos estão entre os povos mais saudáveis do mundo — o povo conhecido pela pizza, macarrão e canelone?
- O que as pessoas da Coreia do Sul comem diariamente que resulta no funcionamento mais rápido do seu metabolismo e os deixa magros?

Nas páginas seguintes responderei a essas e muitas outras questões detalhadamente, e no processo revelarei os segredos da dieta dos povos mais saudáveis da terra.

Em vez de focar no que os ocidentais estão fazendo errado (embora aborde esses problemas resumidamente no capítulo 1, me concentrarei no que o resto do mundo está fazendo certo. Ao enfatizar o que comemos e o que deveríamos fazer, espero recompor a questão do gerenciamento do peso e da saúde de uma maneira mais positiva. Assim, procuro uma solução a longo prazo mais efetiva, que pode ajudar a transformar não apenas nossos corpos, mas também a maneira que pensamos sobre nossa dieta.

Minha experiência como nutricionista e treinador global me deu uma perspectiva única dos hábitos alimentares dos povos ao redor do mundo e do tipo de impacto que esses hábitos produzem na saúde. Durante esse tempo aprendi muitos truques locais da profissão para fazer compras e preparar as comidas mais exóticas de uma maneira simples e divertida.

No Japão, por exemplo, um país que já visitei muitas vezes com meus clientes, aprendi que posso levá-los para comer fora e saborear *shabu-shabu, robata*, ou sushi. Há muitas maneiras saudáveis de comer macarrão *udon* no Japão. Na Escócia, enquanto visitava com Kanye West um castelo no meio do nada, eu examinei cuidadosamente um cardápio local e, por acaso, descobri uma sopa escocesa de cevada, saudável e substanciosa, que satisfazia completamente o critério da minha Dieta dos 5 Fatores.

Com o tempo, comecei a colecionar segredos de dietas internacionais, da mesma maneira que as pessoas colecionam cartões-postais ou lembrancinhas de viagem. Agora, quando retorno para casa de uma viagem, em vez de comprar uma camiseta com os dizeres "Estive em Moscou e me lembrei de você!", compro algum artigo gastronômico que representa o lugar. Na minha última viagem para Vancouver, trouxe um salmão *coho* defumado, e numa viagem recente para a Finlândia, enchi um compartimento da minha mala com carne-seca de carneiro. Existe melhor maneira de conhecer uma cultura do que pela sua alimentação?

Em um certo momento, minhas pesquisas se tornaram mais formais. Depois de escrever meus primeiros dois livros, e após serem traduzidos para outras línguas, comecei a viajar pelo mundo fazendo sua divulgação. E lá estava eu com muito mais tempo para investigar o motivo dos hábitos alimentares parecerem mais saudáveis em qualquer outro lugar do que nos Estados Unidos. Os norte-americanos não sofreram a maldição da fome; pelo contrário, há mais comida do que o suficiente para cada pessoa. Temos mais academias, mais produtos sem gordura e mais comerciais de perda de peso do que qualquer outro lugar no mundo, e ainda muitos de nós são obesos e não têm saúde. Por quê? Poderia ser que não temos saúde *porque* somos obesos? Se, como acredito, a resposta a essa questão for um sonoro *sim*, o que exatamente podemos fazer para remediar a situação? Que medidas podemos tomar para reverter essa perigosa tendência?

Assim é que a minha década de viagens internacionais se torna útil. Depois de muitos anos observando e pesquisando os hábitos alimentares de muitos países, comecei o processo de extrair a essência de cada cultura para educar as pessoas onde vivo. Meu objetivo pessoal nesse livro é mostrar a todos como é fácil viver de forma mais saudável. As pessoas em outros países fazem isso todo o tempo e sem pensar no assunto.

Você não tem de embarcar em uma dieta extrema e louca para melhorar a sua saúde a longo prazo. Você tem de começar a tomar algumas decisões de senso comum a respeito da maneira que come, se locomove e vive. Por exemplo: não mergulhe o peixe numa frigideira cheia de óleo, em vez disso, grelhe o peixe. Ou por que não fazer um ceviche? Tudo o que você precisa é de um limão-galego. Você nem mesmo precisa de qualquer utensílio de cozinha. Comece a pensar nisso: você nem precisa de um forno.

Em vez de ir de carro para o supermercado que fica a uma quadra da sua casa, por que não vai de bicicleta? Ou por que não tomar o ônibus uma vez na semana para trabalhar? Talvez seja possível caminhar até o ponto de ônibus ou a estação do trem. Você perceberá repetidamente nesse livro que as soluções mais saudáveis frequentemente são também as mais simples. Minhas longas viagens, combinadas com o meu conhecimento educacional, me deram dicas para vários segredos de nutrição, dieta e estilo de vida que muitas culturas estrangeiras têm usado há séculos. Na Dieta dos Países Magros, fiz um plano que integra dieta, estilo de vida e apresenta técnicas nutricionais específicas em uma ordem determinada que aumenta a queima de gordura e os benefícios que estimulam a saúde muito mais do que quando usados separadamente. Este plano inclui muitos dos aspectos mais efetivos da Dieta dos 5 Fatores, enquanto permite que você seja mais criativo e flexível em vez de apenas usar uma dieta do mercado.

Se começar a usar a Dieta dos Países Magros, você nunca se arrependerá — é o único programa no planeta que combina os nutrientes mais saudáveis do mundo com hábitos do estilo de vida em um modo fácil de seguir, baseado em um plano de pesquisa para perda de peso. E a melhor parte é que você nem mesmo precisa de um passaporte para fazer essa viagem extraordinária.

PARTE 1

A maneira como o mundo come e vive

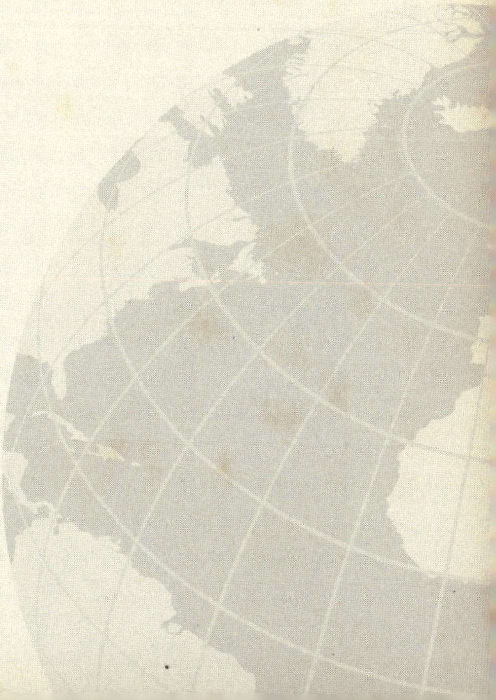

CAPÍTULO 1

Os povos mais gordos do mundo

Por que nos esforçar para melhorar os hábitos alimentares desde os níveis mais básicos? Odeio dizer isso, mas, a essa altura do campeonato, é porque não temos escolha. Nas últimas décadas temos visto uma agitação perturbadora e tendenciosa ao redor do mundo: as pessoas estão ficando mais gordas, e, como consequência, estão vivendo menos. Em 2006 havia mais de 1,6 bilhão de pessoas com sobrepeso no planeta, e a Organização Mundial de Saúde (OMS) projetou crescimento nesse número de cerca de 40% até 2016.[2]

De acordo com a OMS, os lugares do mundo que têm maior número de adultos com sobrepeso são:[3]

1. Nauru (94,5%)
2. Estados Federativos da Micronésia (91,1%)
3. Ilhas Cook (90,9%)
4. Tonga (90,8%)
5. Niue (81,7%)
6. Samoa (80,4%)
7. Palau (78,4%)
8. Kuwait (74,2%)
9. Estados Unidos (74,1%)

10. Quiribati (73,6%)
11. República Dominicana (71%)
12. Barbados (69,7%)
13. Argentina e Egito (empatados em 69,4%)
14. Malta (68,7%)

O número ao lado de cada país indica a porcentagem de adultos (a partir de 15 anos) com índice de massa corpórea igual ou maior que 25 — número considerado sobrepeso. Embora os Estados Unidos não sejam o número um da lista, especialistas os consideram como o país mais preocupante. Isso porque com mais de 225 milhões de pessoas com sobrepeso, os Estados Unidos têm o maior número de indivíduos obesos do mundo. Além disso, exportam seus hábitos prejudiciais à saúde para todos os países ao redor do globo. A paixão por *fast food*, que começou na América do Norte, é agora um fenômeno mundial.

De acordo com o National Center for Health Statistics [Centro Nacional de Estatísticas da Saúde — CNES], aproximadamente dois terços da população norte-americana se caracterizam por pessoas com sobrepeso. Metade desse grupo — ou aproximadamente um terço de toda a população — foi classificada como obesa, o que é definida pelo índice de massa corpórea acima de 30, ou mais que 13,5 quilos acima de um peso considerado saudável.[4]

Só nos Estados Unidos a obesidade custa US$ 117 bilhões por ano, um número que parece aumentar a cada dia.[5] De 1997 a 1999, as despesas hospitalares com adolescentes e crianças obesas alcançaram a marca de US$ 127 milhões. Somente há vinte anos, essas despesas eram de US$ 35 milhões.[6] E não apenas isso, nossa cintura coletiva está provocando enormes problemas de saúde internacionalmente. Estar acima do peso pode aumentar o risco de uma pessoa desenvolver uma grande gama de doenças: hipertensão, doenças cardiovasculares, diabetes e alguns tipos de câncer, para citar apenas algumas. O mais triste de tudo isso é que a maioria das doenças associadas à obesidade é 100% evitável.

É claro que não é apenas *o que* nós, ocidentais, comemos que continua a engrossar nossa cintura. São também nossos conceitos errados sobre alimentação em geral — desde como preparamos as refeições até quando e onde nos alimentamos. Nesse livro vamos olhar para além das nossas fronteiras a fim de aprender como tomar decisões mais responsáveis e mais divertidas sobre todos os aspectos da alimentação — decisões que manterão o peso baixo, prolongarão a vida e aumentarão a qualidade dela.

Por que os povos das ilhas do Pacífico são tão gordos?

Como mostra a lista das páginas 17 e 18, sete dos lugares com maior número de pessoas acima do peso no mundo estão localizados no Oceano Pacífico, com mais de 90% dos adultos classificados como pessoas com sobrepeso em Nauru, Micronésia, Ilhas Cook e Tonga. Isso é quase duas vezes mais do que a proporção de pessoas com sobrepeso na maioria dos países desenvolvidos.

As mulheres das ilhas do Pacífico têm ainda mais problemas de peso. De acordo com a Força Tarefa Internacional da Obesidade [IOTF, na sigla em inglês], mais de 55% das mulheres de Tonga e 74% das mulheres de Samoa são obesas.

Por que a população dessas pequenas ilhas ultrapassou os números a esse ponto? Uma explicação poderia ser que essas culturas veem o tamanho como sinal de sucesso e prosperidade. Enquanto os norte-americanos e outros países ocidentais tendem a relacionar a magreza com saúde e prazer, os moradores das ilhas do Pacífico a associam com pobreza, da mesma forma que a visão dos ocidentais nos primeiros séculos.

A recente chegada do *fast food* pode ser outra explicação para essas estatísticas alarmantes. A ocidentalização muito rápida da dieta alimentar desses países provocou a destruição do metabolismo dos moradores das ilhas. Seus corpos simplesmente não estão programados para lidar com substâncias com alta concentração de gorduras e açúcares que os povos ocidentais têm devorado por décadas. E como acontece em todo mundo, a rápida "McDonaldização" da dieta alimentar tende a ser acompanhada de excessivos problemas de saúde, o que explica por que Nauru, o primeiro país na lista, também é o país com a maior taxa de diabetes em adultos.

Os problemas de Nauru revelam particularmente os fatores que influenciam o ganho de peso. A pequenina ilha, com uma população de 30 mil habitantes, não possui terra cultivável, por isso os habitantes têm um suprimento limitado de frutas e verduras (e suas frutas são ricas em açúcar e pobres em fibras): os alimentos mais saudáveis precisam ser importados de longas distâncias. O nível de desemprego também é surpreendentemente alto porque a principal indústria de Nauru, minério e exportação de fosfato, entrou em declínio.

Mas antes de começarmos a estudar e em algum momento imitar como outras culturas vivem e se alimentam, precisamos focar na base — nos hábitos ruins que nos levaram a tantos problemas, em primeiro lugar. Dentre todas as nações da terra, não temos desculpas para o fato de sermos gordos e doentes. Os Estados Unidos são a nação mais rica do planeta; com os melhores médicos, a mais avançada tecnologia em medicina, todo tipo de alimentação disponível e academias em cada esquina. Não deveria ser a nação mais saudável do mundo? E, se é assim, por que não é?

O que estamos fazendo de errado?

Primeiro identifiquemos os problemas que precisam ser tratados no estilo de vida do coletivo aqui nos Estados Unidos e em outras nações industrializadas — as escolhas que estão corroendo nossa saúde e encurtando nossas vidas.

Sobrecarga calórica

Para colocar o problema da forma mais direta possível, os norte-americanos estão com sobrepeso porque ingerem mais calorias do que queimam. De certa maneira, é simples assim. A OMS chama esse fato de "excesso de nutrição", e é também um problema em outros países industrializados. Porém, os norte-americanos são um caso particularmente exagerado. Em 2003 o abastecimento alimentar norte-americano disponibilizou 3.800 calorias diárias por pessoa. Esse número é quase duas vezes mais do que a FDA (Food and Drug Administration) recomenda para uma dieta diária.[7]

De acordo com um estudo feito pelo Centro de Controle e Prevenção de Doenças dos Estados Unidos (CDC, na sigla em inglês), nossa ingestão calórica aumentou desde os anos 1970. Em 2000 as mulheres ingeriram 22% mais calorias do que em 1971 (1.877 calorias por dia em 2000, contra 1.542 em 1971). Os homens consumiram 7% mais (2.618 calorias em 2000, contra 2.450 em 1971).[8] Os números de 2000 excederam em muito as recomendações do governo norte-americano que indicavam que as mulheres deveriam ingerir 1.600 calorias e os homens, 2.200 calorias por dia.

O que talvez seja ainda mais complicado a longo prazo é que os norte-americanos estão se alimentando com comidas de alto teor calórico e gordura trans e com níveis precariamente baixos de nutrientes que o nosso corpo precisa para se desenvolver. A isoglicose, um adoçante para múltiplos fins que é adicionado a praticamente todo alimento industrializado que você possa encontrar, é um grande exemplo do tipo de ingrediente altamente calórico e pobre em nutrientes que se tornou a base da dieta norte-americana. Nos Estados Unidos, as pessoas também tomam bebidas com mais açúcar hoje do que em qualquer época da história. Em vez de leite e água, estamos ingerindo litros de refrigerante com alto teor de açúcar.

Todo esse açúcar tem seu preço. O Departamento de Agricultura dos Estados Unidos (USDA, na sigla em inglês) recomenda que pessoas com uma dieta diária de 2.000 calorias não comam mais de quarenta gramas, cerca de dez colheres de chá, de açúcar por dia. Os norte-americanos superam essa quantidade recomendada, o que não é nenhuma surpresa considerando que os aditivos de açúcar podem ser encontrados nos alimentos industrializados como sopas, molhos de salada, ketchup, maionese — a lista é interminável. Em muitos casos, esses açúcares estão adicionando apenas uma coisa à nossa dieta: calorias.

Distorções das porções

Não estamos comendo apenas muito açúcar, estamos comendo muito de tudo. Nossas calças *jeans* aumentam de tamanho na mesma proporção que aumentam as nossas porções. As refeições norte-americanas parecem aumentar de tamanho a cada ano que passa. A norma é: um litro de bebida, enormes porções de batatas fritas e sobremesas gigantescas. Não é de se admirar que tantos norte-americanos estejam perdendo a batalha contra a protuberância.

Um estudo da Universidade de Rutgers revelou que o tamanho das porções dos norte-americanos no café da manhã, almoço e jantar aumentou entre 20% e 50 % desde os anos 1980.[9] Isso significa que os norte-americanos estão comendo 20% a 50% mais calorias na hora das refeições do que comiam há uma geração. Nos restaurantes, o tamanho médio das porções dobrou ou triplicou durante as duas últimas décadas.

Você pode ver essa "inflação" em todos os segmentos da indústria alimentícia. Um hambúrguer do Burger King, por exemplo, pesava 110 gramas em 1954, e 125 gramas em 2004 (um Double Whopper pesava 357 gramas!).[10] Em outros restaurantes pesquisados, os *steaks* pesavam 340 gramas ou mais em 60% dos casos. Não custa tanto para os restaurantes aumentar muito as porções, e assim oferecer duas vezes mais comida por apenas alguns centavos a mais, dando aos clientes uma falsa sensação de valor (falsa porque acabarão gastando muito com os médicos mais tarde). Graças ao supercrescimento, nos acostumamos a comer grandes quantidades de comida com alto teor de gordura em uma "sentada". Algumas vezes, nem nos preocupamos em sentar para comer.

Para acomodar essas porções maiores, o tamanho dos nossos pratos de jantar também aumentou nas últimas décadas.[11] Parece que até mesmo os nossos pratos estão nos estimulando a acumular quilos.

Então, qual é o problema? Você sabia que comer apenas cem calorias extras por dia pode aumentar 4,5 quilos por ano no peso de uma pessoa? Em dez anos, haverá um salto de 45 quilos. Para emagrecermos, precisamos começar a cortar o tamanho das porções.

Lanchinho feliz

Lanchinhos são outra grande fonte de caloria adicional. Nos Estados Unidos o lanche é um grande negócio que continua a crescer anualmente, mas ele em si não fará com que você engorde — se comer o tipo certo de lanche e a quantidade certa por dia (dois de acordo com a minha fórmula dos 5 Fatores). O problema é que a maioria dos norte-americanos não faz absolutamente nenhuma dessas duas coisas. Na Dieta dos Países Magros combinamos a base das cinco refeições diárias da Dieta dos 5 Fatores com alguns dos melhores ingredientes exóticos do globo.

Comendo em movimento

Nos últimos anos levamos a cultura *fast food* ao extremo, a ponto de prejudicar a saúde, estendendo também nossa famosa habilidade multitarefa à hora das refeições. Comemos enquanto assistimos à TV, dirigimos para o trabalho, ou até mesmo sentados na aula ou fazendo compras.

Nenhum italiano que se preze tomaria seu amado *cappuccino* no carro! Em muitos dos países que visitaremos, o comer e o beber não são simplesmente um meio para um fim, mas um fim em si mesmos. Alguns dos países mais saudáveis valorizam o comer pelo prazer. Por todo o Mediterrâneo as pessoas gastam mais tempo para fazer suas refeições — às vezes horas, até mesmo na hora do almoço. Mas as redes de *fast food* se tornaram também mais populares em alguns desses países. Conforme o site do McDonald's, em 2007 havia 31 mil lojas ao redor do mundo, e o número aumenta a cada ano.[12]

Comer fora está mais barato e mais conveniente do que antes, mas não significa que isso seja bom para você. Quando você não está fazendo sua comida, tem muito menos controle sobre o que ela contém. Não existem ingredientes secretos na comida que você mesmo prepara, mas não pode dizer o mesmo de uma refeição comprada no *drive thru*.

De acordo com o relatório da OMS nos Estados Unidos intitulado "The Epidemic of Overnutrition" [A epidemia do excesso de nutrição], havia 170 mil restaurantes *fast food* e 3 milhões de máquinas que vendem refrigerantes nos Estados Unidos em 2002.[13] Uma pesquisa citada neste relatório descobriu que apenas 38% de todas as refeições ingeridas no país eram feitas em casa. Na verdade, as pesquisas sobre ingestão de alimentos do USDA descobriram que os norte-americanos gastam quase 50% do seu orçamento anual para alimentação em refeições preparadas fora de casa.[14] Na Dieta dos Países Magros mudaremos esse hábito. Ensinarei como preparar refeições nutritivas, deliciosas e rápidas, em questão de minutos. Aprender como fazer sua refeição (e descobrir o que exatamente vai naquela comida) é o primeiro passo essencial em direção a assumir o controle da sua saúde como um todo.

Produto animal em excesso

Comparados a povos de outras nações, os norte-americanos ingerem quantidades enormes de comida com alto teor de gordura duas ou até três vezes ao dia, sete dias por semana. Carne vermelha e laticínios são benéficos em quantidades moderadas. Vale a pena lembrar que uma coisa boa em excesso pode ser perigosa. Os *steaks* e hambúrgueres de que gostamos tanto são significativamente mais saturados de gorduras e colesterol do que alimentos à base de vegetais. Carne em excesso pode obstruir nossas artérias e aumentar o risco de doenças do coração, além de outros problemas de saúde a longo prazo.

Não estou dizendo que você deveria desistir de comer carne completamente — de jeito algum! Mas os norte-americanos precisam aprender com outros países a comer um pouco menos de carne. Há uma grande quantidade de fontes de proteína de baixo teor calórico que precisamos começar a incorporar em nossa dieta no lugar do nosso amado contrafilé de costela. A carne é responsável por apenas 4% do total de calorias consumidas nos países de baixa renda, contra 13% nos países de alta renda. Os Estados Unidos comem mais carne do que qualquer outro país no planeta. Em 2000, o norte-americano típico comeu 88,5 quilos de carne vermelha, ave e peixe, o que é quase 26 quilos a mais do que as pessoas comiam apenas meio século atrás.[15] Definitivamente precisamos trabalhar para conseguir diminuir esses valores para números muito mais razoáveis.

Estilo de vida preguiçoso

A epidemia da obesidade norte-americana não pode ser atribuída exclusivamente à comida. Os norte-americanos vivem agitados e são demasiadamente estressados. Não apenas comem enquanto andam, sem pensar no que estão colocando para dentro dos seus corpos, mas também negligenciam importantes aspectos de um estilo de vida saudável, como exercício e sono. Você sabia que não descansar o suficiente pode influenciar o seu metabolismo? Os espanhóis sabem. Sua insistência em dar um jeito de fazer a *siesta* no meio do dia pode ser uma explicação para sua relativa magreza.

O exercício diário — mesmo que isso signifique andar oito quarteirões até a mercearia todas as vezes que o leite acabar — é crucial para manter um peso saudável. Estudos demonstraram que precisamos andar pelo menos 10 mil passos por dia para nos manter em forma e saudáveis, mas muitos norte-americanos mal ultrapassam a marca dos três mil passos.[16]

Isso precisa mudar, porque dessa maneira a nossa superconveniente cultura sedentária está provocando toda sorte de problemas de saúde. Comparados a pessoas de outros países, os norte-americanos se movimentam muito pouco. Com os avanços na tecnologia, nossas atividades físicas do dia a dia diminuíram drasticamente. Uma grande maioria tem carro, e o usamos até mesmo para ir aos lugares mais próximos — dirigimos três quarteirões para comprar quatro litros de leite, quando andar a mesma distância não demoraria muito mais. Em contraste com as cidades europeias, nossos centros urbanos, na sua maioria, são construídos para andar de carro em vez de caminhar. A gasolina é mais barata nos Estados Unidos do que na Europa e não temos as mesmas restrições rígidas para estacionar que algumas cidades europeias. Como resultado, usamos o transporte público com muito menos frequência, o que talvez explique o fato de os europeus andarem em média mais de 381 quilômetros a pé e mais de 186 quilômetros de bicicleta, enquanto os norte-americanos mal chegam a um terço desse exercício, andando apenas 140 quilômetros a pé e apenas cerca de 38 quilômetros de bicicleta por ano. Acredite, essa discrepância aumenta com o passar do tempo.

Os empregos modernos também não exigem o mesmo gasto de energia que um dia exigiram, com as tarefas manuais diminuindo severamente na maioria das principais indústrias. O surgimento de várias tecnologias (satélites, computadores, internet sem fio, telefones, fax) facilitou muito a vida da maioria dos trabalhadores, pois passam o dia sem nem mesmo saírem de suas mesas — exceto, talvez, para ir à máquina de refrigerante ou guloseimas. Você pode comprar praticamente tudo e até mesmo fazer todos os seus serviços bancários sem dar nenhum passo. Embora seja verdade que essas conveniências modernas tornem nossos dias de trabalho mais eficientes, elas talvez estejam tendo o efeito oposto em nossos corpos.

O que podemos fazer a respeito

Agora que você tem a explicação básica do que os norte-americanos estão fazendo errado, provavelmente esteja se perguntando o que pode fazer para melhorar a sua vida. Essa é exatamente a resposta que me proponho a desenvolver nesse livro. Nos próximos capítulos vou tratar de cada um desses problemas, na maioria das vezes fazendo comparações entre os hábitos alimentares nada saudáveis dos norte-americanos e os hábitos dos povos ao redor do mundo — povos que vivem mais e, não por coincidência, pesam menos do que nós. Examinando a dieta alimentar de outros países e seus segredos de estilo de vida, a chave para nos manter todos saudáveis e magros por décadas será revelada.

CAPÍTULO 2

Os povos mais saudáveis do mundo

Agora que você tem uma noção do que estamos fazendo de errado, gostaria de lhe apresentar os lugares onde as pessoas se alimentam melhor, vivem mais e de uma forma mais saudável. De acordo com o *The World Factbook*[17] da CIA (sigla em inglês da Agência Central de Inteligência dos Estados Unidos) estes são os lugares que têm as expectativas de vida mais altas do mundo:[18]

1. Macau (84,36 anos)
2. Andorra (82,51 anos)
3. Japão (82,12 anos)
4. Cingapura (81,98 anos)
5. San Marino (81,97 anos)
6. Hong Kong (81,86 anos)
7. Austrália (81,63 anos)
8. Canadá (81,23 anos)
9. França (80,98 anos)
10. Suécia (80,86 anos)
11. Suíça (80,85 anos)
12. Guernsey (80,77 anos)
13. Israel (80,73 anos)

14. Islândia (80,67 anos)
15. Anguilla (80,65 anos)
16. Ilhas Caiman (80,44 anos)
17. Bermuda (80,43 anos)
18. Nova Zelândia (80,36 anos)
19. Itália (80,20 anos)
20. Gibraltar (80,19 anos)
21. Mônaco (80,09 anos)
22. Lichenstein (80,06 anos)
23. Espanha (80,05 anos)

Então, em que lugar, você pode estar se perguntando, estão os Estados Unidos nessa lista? A resposta é bem ruim. Apesar de ser a nação mais rica do planeta, os Estados Unidos é o número 50, com uma expectativa média de vida de 70,11 anos — classificação que parece piorar com o passar do tempo.

Em 2006 a expectativa média de vida era de 78,1 anos, ou 80,7 anos para mulheres e 75,4 anos para homens — o que não é de todo ruim. Já o Japão tem em média 82,12 anos (85,6 anos para as mulheres e 78,7 anos para os homens), apesar do alto e alarmante índice de suicídio do país. Em Andorra, um minúsculo país montanhoso entre a França e a Espanha, os habitantes vivem ainda mais, uma média de 82,51 anos.

Quando você considera que os Estados Unidos é o país que têm mais dinheiro e a tecnologia médica mais avançada do mundo, teria razão em presumir que os norte-americanos seriam o povo que apresenta maior longevidade do planeta. Mas o que os povos do Japão e de Andorra sabem que nós não sabemos? Qual é exatamente o problema?

Posso resumir a resposta em uma simples palavra: *gordura*. As pesquisas indicam que os hábitos alimentares têm um impacto profundo e direto na saúde, e como já discutimos, os hábitos alimentares dos norte-americanos são prejudiciais ao extremo à saúde. Mais do que qualquer outro fator, nossa cintura, que aumenta cada vez mais, é a responsável pelo nosso tempo de vida mais curto. Por isso, revisar nosso estilo de vida, especialmente nossa dieta, é a mudança número um que podemos fazer para melhorar a saúde a longo prazo. Fazer isso muda uma realidade, precisamos emprestar alguns segredos dos países que estão fazendo certo.

Combine e Conquiste: saiba o que é

O que chamo de estratégia Combine e Conquiste é uma chave para alimentação saudável que normalmente é ignorada. Variedade é o tempero da vida e também pode ser o segredo para a boa saúde. A Dieta dos Países Magros tem uma abordagem global quanto a comer, exatamente porque existem grandes vantagens em combinar múltiplos costumes saudáveis de diversas culturas em uma dieta. Honestamente, por que você se proporia a comer apenas um tipo de cozinha saudável, quando a ciência e as estatísticas já provaram que a mistura de cozinhas saudáveis é a chave para perder ainda mais gordura, melhorar a saúde e reduzir o risco de doenças? Com essa dieta você não precisa se limitar.

Cingapura — número quatro da lista de expectativa de vida, com a população vivendo em média quase 82 anos — é um exemplo perfeito do poder da descoberta da mistura correta das cozinhas. A dieta dessa minúscula ilha é uma mistura completa, influenciada pelas muitas e diversas etnias vizinhas: Malásia, China, sul da Índia e Indonésia. Também há uma marca europeia distinta na comida de Cingapura, já que a cidade foi fundada pela Grã-Bretanha no princípio do século XIX. Elementos individuais de todas essas culturas ainda são evidentes hoje nos pratos cingapurianos.

Você também pode encontrar mais provas dos benefícios da estratégia de combinar e conquistar na cozinha de Andorra. Um andorriano vive em média seis anos mais do que a média norte-americana. Uma razão para essa alta estatística pode ser que, em vez de comer sua própria e diferente cozinha, os andorrianos comam uma mistura de alimentos diferentes, combinando os melhores elementos das grandes regiões que fazem fronteira com seu pequeno país: Catalunha (na Espanha) e França.

Conforme essa definição, os Estados Unidos não deveriam ter a comida mais saudável do mundo? Afinal de contas, poucos países são o lar de tantos grupos étnicos diferentes. Isso é verdade, mas infelizmente os norte-americanos adotaram os elementos *mais prejudiciais à saúde* das cozinhas desses grupos, misturaram tudo e fizeram um grande caldo doentio.

O Canadá, minha terra natal — classificado na oitava posição da lista de expectativa de vida — é, como os Estados Unidos, uma nação de imigrantes, mas com uma diferença crucial: o Canadá é uma tigela de salada e os Estados Unidos são um caldeirão. Em uma tigela de salada, tudo está misturado, mas é possível ainda reconhecer cada ingrediente e cada influência. Se você retirar um ingrediente, ele ainda permanece com o seu aroma, sabor e cor. No Canadá, que foi colonizado simultaneamente pelos franceses e pelos britânicos, as influências étnicas têm coexistido há séculos. As culturas se reúnem e compartilham influências sem perder a unicidade de cada uma.

Nos Estados Unidos, tudo tende a se fundir em uma entidade homogênea. A praça de alimentação de um *shopping* norte-americano é um exemplo clássico desse fenômeno. Visitei uma praça de alimentação nos Estados Unidos e os restaurantes japoneses, *cajun* e chineses estavam oferecendo degustação de frango. Provei os três e juro que não consegui perceber a diferença entre eles — nem mesmo um pouquinho. Todos os três eram bem americanizados e perderam completamente o que, de alguma forma, os tornava diferentes na origem.

Na Dieta dos Países Magros, temos uma abordagem bem diferente: pesquiso entre os países as comidas mais saudáveis e saborosas, os métodos de cocção, e os misturo — mas sem perder o que faz essas comidas serem interessantes na origem. Escolhemos o melhor que o mundo tem a oferecer e deixamos o resto.

Deixe-me agora explicar como classifiquei as cozinhas do planeta.

Método de classificação

Depois de aproximadamente uma década de viagens pelo mundo com clientes que são celebridades, explorando as melhores comidas que o mundo tem a oferecer, tive uma ótima percepção de quais países eram mais ou menos saudáveis. Porém, minha classificação de maneira alguma foi uma mera questão de opinião. Além das minhas observações e experiências, cheguei à lista dos dez mais baseado em dois grupos de estatísticas realçadas anteriormente: Lista de "quem é quem" dos países mais gordos do mundo e a lista do índice de expectativa de vida global do *The World Factbook*. Não é de surpreender que existam poucos países que tenham sobreposição nessas listas, uma vez que os habitantes dos países com mais longevidade também são em muitos casos os povos mais magros do mundo (com exceção dos países assolados pela fome).

A expectativa é, naturalmente, medida por muitas estatísticas diferentes. Em alguns poucos casos, a longevidade de uma população pode ser atribuída à existência de um programa de saúde socializado ou excelentes cuidados de pré-natal e nascimento, a baixa ocorrência de guerra, ou a um baixo índice de criminalidade, como é o caso da Islândia.

A erradicação de doenças infecciosas no mundo industrializado também acrescentou alguns anos na média de vida da população, por isso nosso foco em países com um padrão de vida similar aos Estados Unidos. O país com o tempo de vida mais curto do mundo, a Suazilândia — população vive em média 39,4 anos — é, como muitos dos seus vizinhos na África subsaariana, assolado por doenças como Aids, fome, falta de água potável, conflitos civis e uma assistência médica precária.

Mas novamente você deve estar se perguntando o motivo pelo qual os Estados Unidos, que não apresentam nenhum desses problemas, ficam tão atrás de outros países quanto à expectativa de vida e outros indicadores relevantes de saúde. A resposta é complexa. Por um lado, quase 47 milhões de norte-americanos (isso é quase a população da África do Sul) não têm assistência médica, o que significa que eles recebem poucos cuidados preventivos quanto às questões de saúde nos primeiros estágios da vida.[19] Diabetes, problemas do coração e muitas outras doenças são frequentemente negligenciados até que seja muito tarde. Surpreendentemente, os Estados Unidos também têm um alto índice de mortalidade infantil, com uma estimativa de 6,8 mortes para cada mil nascimentos.[20] Esses números são ainda maiores entre as minorias, como hispânicos e afro-americanos.

Quando estava escolhendo os países mais saudáveis do mundo, também observei outras estatísticas, incluindo a porcentagem tanto de adultos com sobrepeso quanto obesos, quantas calorias um cidadão consome por dia em média e a proporção entre carne e vegetais na dieta da população. Quando os dados estavam disponíveis, também conferi a quantidade de exercício que a população faz e em qual contexto. Levei em consideração alguns critérios mais subjetivos, mais difíceis de quantificar, tais como ingredientes que o povo usa, quais técnicas para cozinhar são mais populares e quais, se houver algum, impactos esses critérios podem ter na saúde da população.

FATORES DIVERSOS

Quero enfatizar que há muitos diferentes fatores que influenciam na saúde de uma nação. Embora a supersimplificação seja tentadora, fiz questão de levar em conta o que chamo de "fatores diversos", todos os quais tornaram minha leitura dessas estatísticas mais matizada. Portanto, para que as comparações fossem mais significativas, me ative aos países industrializados com um padrão de vida e uma disponibilidade de recursos (incluindo comida, tecnologia e sistema de saúde) aproximadamente compatíveis com os dos Estados Unidos. Excluí países que enfrentam problemas como a fome e as epidemias, como os países da África, que têm baixo índice de obesidade, mas também baixa expectativa de vida.

A genética também desempenha um papel que pode ser difícil de quantificar na avaliação da saúde de qualquer grande grupo de pessoas. Certas etnias, por exemplo, são mais predispostas a determinados problemas de saúde do que outras: mulheres hispânicas são mais propensas a dar à luz crianças prematuras, afro-americanos são mais vulneráveis a diabetes do tipo 2 e descendentes de povos do Mediterrâneo são predispostos à talassemia. Ainda há outros grupos que têm maior propensão a certos tipos de câncer. Levei todos esses fatores em consideração quando estava fazendo minha lista.

FATORES DE ESTILO DE VIDA

É claro que você não pode julgar a saúde de uma nação apenas com base na forma como os seus habitantes se alimentam. Você também precisa observar como eles vivem — e se locomovem. Com isso em mente, observei as atividades físicas em vários aspectos do dia a dia e como essas atividades influenciam a saúde de um modo geral. Quais são os trabalhos mais comuns? As pessoas se envolvem em trabalhos manuais ou gastam a maior parte dos dias de trabalho sentadas em frente ao computador? O quanto a tecnologia é difundida, especialmente a televisão e outras formas de entretenimento estático? Quanto o cidadão médio anda por dia? Como a maioria das pessoas vai para o trabalho — a pé, de bicicleta, de transporte público ou de carro? Sua forma de transporte tem algum impacto na sua saúde? Farei essas perguntas enquanto viajamos de país em país em busca de uma saúde melhor.

Embora eu apresente um programa de atividades físicas no capítulo 16, sua estrutura é muito mais generalizada do que no meu livro anterior. Se você quer um plano de exercícios passo a passo, leia um, ou ambos, dos meus dois livros anteriores, *5 Fatores da Boa Forma* e *The 5-factor Diet* [Os 5 Fatores da Dieta], em que resumo meu programa para manter algumas das maiores celebridades mundiais na melhor forma. A Dieta dos Países Magros tem um propósito diferente no que tange ao exercício: ensinar a você como incorporar mais atividade física no seu dia a dia.

Visão geral

No final, depois de cruzar o mundo viajando à procura das dietas e dos estilos de vida mais saudáveis, limitei meu foco a dez países da Ásia e Europa. Muitas das dietas desses países podem ser familiares a você, e isso é uma coisa boa: você talvez já tenha uma noção dos princípios básicos e ingredientes que são a chave para preservar a saúde. Mas tenha cuidado. Lembre-se da minha visita à praça de alimentação: em muitos casos nós "americanizamos" — isso significa tornar *menos saudáveis* — cozinhas que, em sua forma nativa, poderiam nos fazer muito bem. Neste livro vou ensinar você a combinar os elementos mais saudáveis das dez melhores cozinhas do mundo de uma forma saborosa, variada e nutritiva de comer e pensar sobre comida.

E agora, o que vocês todos estavam esperando; minha lista das dez nações mais saudáveis do planeta:

Os dez melhores países

1. Japão
2. Cingapura
3. China
4. Suécia
5. França
6. Itália
7. Espanha
8. Coreia do Sul
9. Israel
10. Grécia

Na avaliação país por país na Parte 2 do livro, você encontrará uma amostra do menu diário desses países e explicações sobre suas cozinhas pelas lentes de cinco categorias simples.

O QUE ELES COMEM

Esssa é uma visão ampla da dieta do país: que tipos de alimentos o povo come e por quê. Eu falo um pouco sobre o clima, a agricultura e outros fatores que influenciam sua dieta.

O QUE VAI NESSA COMIDA

Aqui eu examino os ingredientes que tornam a dieta de uma nação única e alvo do nosso interesse, inclusive as bebidas mais populares. Alguns desses ingredientes talvez já sejam familiares a você; outros parecem até que vieram de Marte. Quando você terminar esse livro, espero que todos esses ingredientes acabem fazendo parte do seu carrinho de supermercado.

MODO DE FAZER

Essa seção apresenta um olhar amplo dos métodos de preparar alimentos mais comuns nos países. Por que os franceses refogam e os chineses fritam rapidamente em óleo quente? Por que assar é praticamente desconhecido dos chefs coreanos? Também falo das bases mais frequentemente usadas para cozinhar, em cada país: é a manteiga, o azeite, o óleo de canola ou, como nos Estados Unidos, o óleo de milho?

COMO ELES COMEM

Aqui exploro o cerimonial e os aspectos culturais do ato de comer. Afinal de contas, não é apenas *o que* comemos, mas *como* comemos que afeta nossa saúde. Essa categoria é ampla, abrangendo desde cerimônias de jantar até abordagens filosóficas da nação sobre alimentação.

Em alguns casos eu trato da amplamente divulgada concepção errada que os norte-americanos têm sobre certos pratos e modos de preparar "estrangeiros". É verdade que os chineses começam todas as refeições com oleosos pastéis primavera? Os italianos vivem de enormes porções de massa mergulhada em molho branco? Algumas vezes é importante conferir a diferença entre o que *pensamos* que outras culturas comem e o que elas realmente consomem.

COMO ELES QUEIMAM ESSA COMIDA

Nessa parte eu dou uma olhada em como esse povo queima as calorias. Você pode se surpreender com a simplicidade dos segredos dos seus exercícios. Eu comento desde grupos formais de exercício até práticas rotineiras do deslocamento para o trabalho.

Então, vamos começar. Temos uma área muito grande para cobrir em nossa viagem culinária ao redor do mundo.

PARTE 2

Os dez melhores países da Dieta dos Países Magros

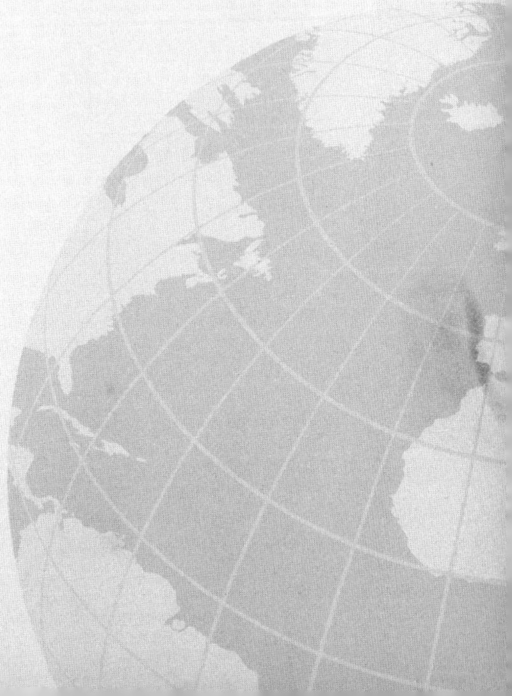

CAPÍTULO 3

Japão

MÉDIA DE EXPECTATIVA DE VIDA DA POPULAÇÃO: 82,12 anos
PORCENTAGEM DE ADULTOS COM SOBREPESO: 18,1% dos homens; 27% das mulheres
PORCENTAGEM DE ADULTOS OBESOS: 1,5% dos homens; 1,8% das mulheres
CONSUMO DE CARNE POR PESSOA (2002): 43,9 quilos
COMPOSIÇÃO DA DIETA (PORCENTAGEM TOTAL DE NUTRIENTES):
Carboidratos: 58%
Proteína: 15%
Gordura: 27%[21]

Há muitos anos o Japão — meu país medalha de ouro da Dieta dos Países Magros — é o meu preferido no que diz respeito à culinária étnica. É provavelmente meu lugar favorito para visitar a trabalho, porque sei que sempre posso aparecer com uma refeição rápida e fácil de preparar para um cliente sem ter de andar muito e sem comprometer a escolha ou o sabor.

Todas as pessoas que prescrevem dietas no mundo deveriam cultivar um gosto pela comida japonesa, porque ela realmente pode prolongar a vida. Lembre-se dessas incríveis estatísticas: os japoneses estão classificados em terceiro lugar quanto à expectativa de vida, vivendo em média 82,12 anos, de acordo com o *The World Factbook* da CIA. Não apenas isso, mas a expectativa de vida saudável dos japoneses — o quanto eles conseguem se alimentar, se vestir e cuidar de si mesmo sem ajuda — também está no topo da lista, com 75 anos. (Os norte-americanos, pelo contrário, ocupam a posição de número 50 e 23 nessas listas, respectivamente, com uma expectativa de vida de 78,11 anos e uma expectativa de vida saudável de 69,3 anos). Dos 126 milhões de pessoas que vivem no Japão, mais que uma em cinco têm 65 anos ou mais, e mais que 7 milhões têm 80 anos ou mais.[22] Não apenas as japonesas vivem mais do que qualquer outra pessoa no planeta, mas elas também estão entre as pessoas mais magras da terra: apenas 3% delas são consideradas obesas, em contraste aos chocantes 33% das norte-americanas de acordo com a Associação Internacional para o Estudo da Obesidade.

Quando você considera o astronômico índice de fumantes do Japão — aproximadamente 51% dos homens são fumantes — e seu alto índice de suicídio (um dos mais altos do mundo), essas estatísticas são ainda mais impressionantes.[23] Os japoneses devem ter uma dieta realmente saudável para contrabalançar os efeitos de toda nicotina e depressão.

O que eles comem

A dieta tradicional japonesa, que é totalmente diferente de quase todas as outras culturas do mundo, tem um grande papel nessa estatística invejável. Os habitantes da ilha japonesa de Okinawa, com mais centenários (pessoas com 100 anos ou mais) do que em qualquer outro lugar da terra — comem uma média de sete porções de grãos diariamente, além de sete porções de vegetais e frutas e duas porções de produtos de soja. O povo de Okinawa quase nunca come produtos derivados do leite ou carne.[24]

O restante dos japoneses tem hábitos semelhantes de alimentação saudáveis. A sua dieta é composta basicamente de arroz, peixe e vegetais — alimentos naturalmente ricos em carboidratos e fibras, com baixo teor calórico e de gordura. Na verdade, os japoneses consomem aproximadamente 200 calorias a menos por dia do que o norte-americano médio.[25] E notavelmente, apesar de comer menos, sua dieta é muito mais balanceada que a nossa, com ingredientes que contêm exatamente os nutrientes que o corpo precisa. Como isso é possível? As diretrizes da nutrição japonesa sugerem que as pessoas comam, em média,

32 alimentos diferentes a cada dia.[26] Os japoneses também extraem sua proteína basicamente de peixes ricos em ácidos graxos ômega 3, e apenas raramente comem a carne vermelha que os norte-americanos consomem em quantidades capazes de parar o coração. E, em vez de ingerir bebidas adoçadas sem nenhuma caloria, os japoneses tomam, em sua maioria, chá-verde, rico em antioxidante.

Muitos princípios da alimentação japonesa são universais e totalmente de senso comum. Os japoneses dão valor a dormir e acordar em horários determinados, bem como a se alimentar no mesmo horário todos os dias — as duas rotinas que ajudam a regular o metabolismo e a prevenir a alimentação exagerada. Ao mesmo tempo em que sua dieta inclui uma grande gama de vegetais e frutas durante o ano todo, os japoneses tipicamente comem os alimentos na devida estação. Eles também se entregam menos vezes a sobremesas e em menores quantidades do que nós. Em vez de *cookies* ou sorvetes, os japoneses geralmente terminam sua refeição com uma fruta fresca.

O que vai nessa comida

VEGETAIS CRUCÍFEROS: os japoneses constroem sua alimentação baseados em vegetais frescos em vez de usar as folhas verdes como acompanhamento ou guarnição para um grande prato de carne como nós fazemos. Eles comem repolho e outros vegetais crucíferos como brócolis, couve-flor e repolho-crespo em toda refeição.

Os pepinos são também bastante explorados no Japão. Lembra-se daquele *sunomono* que me lembrou a *uborka salata* que meus avós trouxeram da Hungria para o Canadá? Outros vegetais populares no Japão são aqueles que mal reconhecemos, e muito menos comemos regularmente: tiras de bambu enlatadas, bardana e raiz de lótus.

PRODUTOS À BASE DE SOJA E SOJA: tais produtos contêm proteína e isoflavona — que previne da osteoporose ao câncer. A soja é um alimento maravilhoso e versátil. Juntamente ao peixe, a soja — na forma de tofu, natto e missô — é a maior fonte de proteína na dieta japonesa. Na verdade, o habitante médio de Okinawa come até 100 gramas de soja diariamente, enquanto o norte-americano médio está perto de zero. Você encontrará soja em muitas formas diferentes: soja verde, feijão-de-soja cozido — popular aperitivo e lanche nos restaurantes japoneses. A soja verde (edamame) é pobre em calorias (cerca de 40 calorias por punhado) e é rica em proteína e fibra, sem mencionar seu sabor delicioso e saciador.

***SOBA* (MACARRÃO DE TRIGO-MOURO)**: o japonês tradicional faz tipos de macarrão nutritivos, de carboidratos complexos, de fácil digestão, como o trigo-mouro. Apesar do nome, o trigo-mouro não tem relação alguma com o trigo, então é uma alternativa segura para aqueles que precisam evitar o glúten (encontrado no trigo, aveia, centeio e cevada). Na verdade, como a quinoa, o trigo-mouro nem mesmo é um grão — é uma semente que tem relação com o ruibarbo e o azeda.

Os benefícios do trigo-mouro são surpreendentes. É uma fonte rica em fibra, magnésio e em todos os oito aminoácidos essenciais. O trigo-mouro também contém um antioxidante chamado rutina, um flavonoide que pode diminuir o risco de pressão e colesterol altos, como o D-chiro-inositol, que leva o carboidrato para os músculos sem aumentar os níveis de insulina. O trigo-mouro é o ingrediente-chave em vários pratos de diferentes culturas. O *galetes* francês, o *blimi* russo e o *hrechanyky* ucraniano são todos pratos à base de trigo-mouro. *Kasha*, ou casca de trigo-mouro assada, é comum no café da manhã do Leste Europeu ou um acompanhamento nas refeições. No Japão, a farinha de trigo-mouro é usada mais regularmente para fazer *soba*, o espaguete japonês. Os japoneses incorporaram o *soba* numa gama de pratos diferentes, tanto quentes (como uma sopa de vegetais) quanto frios (como uma salada). Esses tipos de macarrão deliciosos e nutritivos também estão cada vez mais populares no Brasil e você pode comprá-los na maioria dos supermercados comuns por todo o país.

SHIRATAKI: é outra fantástica alternativa para a tradicional pasta de amido. Esse tipo de macarrão é feito de uma variedade de raízes vegetais, a maioria nativa da Ásia, e ocasionalmente se adiciona tofu para que ela adquira uma textura mais macia. Eles são extremamente pobres em carboidratos — e deliciosos! Os japoneses também comem outras massas, incluindo *harusame*, *udon*, *bifun* e *vermicelli* (feito à base de feijão verde redondo). Se encontrar uma dessas massas em um cardápio, não deixe de prová-la.

PEIXE RICO EM ÁCIDOS GRAXOS ÔMEGA 3: o peixe é a base da dieta japonesa, é uma fonte muito mais saudável de proteína do que a carne vermelha, base principal da dieta norte-americana. É pobre em gordura, e peixes oleosos como salmão, atum, arenque e cavala (favorito dos japoneses) são ricos em ômega 3 — essenciais para uma boa saúde cardiovascular. O óleo de peixe também pode aumentar a sua agilidade mental e até mesmo ajudar a combater a depressão. O peixe é uma fonte rica em selênio e iodo. Mas tenha cuidado para escolher um peixe com baixo teor de mercúrio, listados na p. 115.

Sushi e seu sósia sashimi, são provavelmente os pratos japoneses mais fundamentais. As pessoas gostam muito de sushi pela sua simplicidade e beleza de apresentação. Sem molhos pesados, óleos e condimentos, o sushi não passa por adição de gorduras e é pobre em calorias. Apesar do seu suave aroma, ele se apresenta de diversas formas — *nigiri, temaki, maki* — e é impossível enjoar dele. Ele também é saciador — o que mais você poderia esperar de uma comida?

ALGAS MARINHAS: o Japão é uma ilha e logicamente os japoneses comem regularmente algas e outros vegetais do mar. Sorte deles, pois a alga é rica em iodo e em outros minerais que melhoram a saúde. Também é uma excelente fonte de fibra. O melhor de tudo é que as algas têm aroma e sabor deliciosos. Tente colocá-las na salada ou adicioná-las à sopa. Dentre os muitos diferentes tipos de algas marinhas, a *nori* e a *kombu* são as variedades mais populares no Japão.

NORI: essa alga de água fria, de aroma suave, é a mais usada para enrolar os sushis. Os japoneses também comem *nori* como um lanche. Você pode tentar tostar essa versátil alga e polvilhá-la nas sopas, saladas e vegetais.

KOMBU: essa alga grande e de águas quentes é usada para dar aroma à sopa de missô. Alguns chefs japoneses usam a *kombu* como nós usamos a folha de louro — adicionando-a ao arroz ou durante o cozimento e depois retirando-a, antes de servir o prato. Você também pode adicionar a *kombu* a marinados de carne, peixes ou vegetais.

WAKAME: essa é uma alga que parece e tem o sabor de lasanha de espinafre. É similar à *kombu* e pode ser usada em muitas das mesmas maneiras, especialmente em sopas, saladas e coberturas de pratos. Uso muito *wakame* nas minhas receitas. Coloque a *wakame* seco na água e ela aumentará dez vezes.

Para servir como vegetal, corte o veio central depois de embebê-la na água. Após isso, cozinhe lentamente por dez minutos, ou corte a alga em pequenos pedaços e sirva na salada. A *wakame* é rica em proteína, cálcio, iodo, magnésio, ferro e ácido fólico. É também rica em lignina, que pode proteger determinados tipos de câncer. As mulheres japonesas, com uma dieta rica em algas, têm baixo índice de câncer de mama.

Hijiki: essa alga marrom cresce a erma na costa rochosa do Japão. É um alimento tradicional que tem sido usado como parte de uma dieta balanceada no país há séculos. É conhecida por ser rica em fibra e conter minerais essenciais: cálcio, ferro e magnésio. De acordo com o folclore japonês, a *hijiki* ajuda a ter uma boa saúde e beleza, e o cabelo brilhante e grosso dos japoneses está relacionado ao seu consumo regular, em pequenas porções. Os japoneses normalmente comem *hijiki* com outros alimentos, tais como vegetais e peixe. Ela pode ser adicionada a sopas ou alimentos defumados, cozidos, marinados em molho de soja ou peixe, ou fritos em óleo quente. *Hijiki* pode também ser misturada no arroz para sushi, mas não é usada como *wrap* no preparo do sushi.

A bebida preferida: chá-verde

A bebida preferida no Japão é outra razão pela qual a dieta japonesa tende a ser muito mais pobre em açúcar do que a nossa. Ao invés de um refrigerante gigante, cheio de açúcar e calorias, os japoneses preferem o chá-verde — muito saudável para o coração e rico em antioxidantes — que tem sido usado para combater certos tipos de câncer, aliviar a dor e queimar calorias. *Kombucha*, um chá doce feito com cogumelo *kombucha*, é outro favorito dos japoneses. Essa bebida se tornou amplamente popular e está disponível em todo o mundo ocidental.

Cogumelos: metade das dietas mundiais dos países tem uma comida favorita em comum: cogumelos. Esses deliciosos *fungi* consistem na sua maior parte de água, e, portanto têm pouquíssimas calorias. Eles também têm um vasto leque de nutrientes, como potássio e selênio, que podem proteger as células dos radicais livres. Os cogumelos *shitake*, usados em todo tipo de prato japonês, são usados para combater os sintomas da gripe e do resfriado.

Modo de fazer

Ferver: os japoneses fervem a base de sua dieta, composta de arroz branco, edamame, espinafre, cogumelos e outros vegetais.

Grelhar: peixe grelhado é comum no Japão. Cozinhar carne e vegetais em uma *hibachi* (equivalente japonês a uma churrasqueira) é outra tradição valiosa. *Yakitori* — porções de frango grelhado servidos em espetinhos de madeira, bem no estilo *kebab* — é comida de rua popular no Japão.

Robata é outro método tradicional japonês de grelhar que diz muito sobre a cozinha japonesa em geral. Basicamente, todos os ingredientes são grelhados na sua frente, sem nenhum tempero: sem molho, condimentos ou óleo. É uma comida saudável, grelhada à perfeição. O aroma da comida — qualquer que seja ela, um vegetal fresco ou uma posta de peixe — é puro e definido. Na minha primeira visita a um restaurante de *robata* em Tóquio, lembro-me de ter pensado: "Não sabia que um peixe-vermelho era tão bom!".

Cozinhar no vapor: os japoneses cozinham no vapor o arroz, o peixe, o marisco e o tofu. Bolos cozidos, com recheios salgados ou doces, são outra base da alimentação japonesa.

Servir cru: sushi e sashimi são as comidas mais famosas que os japoneses comem crua, mas eles também ingerem uma grande variedade de vegetais e saladas cruas.

Fritar: tempura é a única grande categoria de comida japonesa que é frita. Para fazer tempura, os vegetais e frutos do mar são envoltos em uma massa fina de ovos e leite, e depois fritos. Os japoneses, às vezes, também fritam o tofu.

Óleo de cozinha preferido: gergelim, soja ou canola

Embora muitos dos pratos japoneses, como sushi e sashimi, sejam feitos sem óleo, os japoneses usam o óleo de canola, gergelim ou soja no preparo das suas refeições.

Como eles comem

Não são apenas os ingredientes ou os métodos de cozimento que mantêm os japoneses saudáveis até uma idade tão avançada; também a maneira como eles comem. Durante os séculos desenvolveram uma série de normas de alimentação diária — algumas práticas, outras filosóficas — que os deixam magros e ágeis.

Eles sabem quando dizer chega

Uma explicação para os japoneses ocuparem a posição de número 163 na lista dos países mais gordos do mundo é o *hara hachi bunme*, prática de comer até ficar 80% satisfeito. Em vez de comer algo a mais ou se deliciar nas sobremesas logo após as refeições, os japoneses foram ensinados a esperar de 20 a 30 minutos depois de ficar 80% satisfeitos. Provavelmente, depois disso, seus corpos não precisarão mais de um alimento adicional.

"Coma como uma garça-azul" é um ditado popular no Japão (e na Coreia também).[27] A forma estreita do bico da ave significa que ela só pode comer beliscando a sua comida; devorar uma grande porção de uma vez, anatomicamente falando, não é uma possibilidade.

Na próxima vez que você se sentar para comer, tente praticar um pouco da técnica *hara hachi bunme* e "coma como uma garça-azul". Mastigue sua comida totalmente, como fazem os japoneses, e pare antes de ficar satisfeito. Coma devagar e deliberadamente. Quando começar a se sentir satisfeito, coloque seu garfo sobre a mesa e deixe seu corpo digerir aquilo que acabou de ser ingerido.

Eles acreditam que a apresentação é tudo

Mingei, a união da forma e da função, é o princípio fundamental da cultura japonesa que se estende para a sua relação com a comida. Os japoneses não veem meramente a comida como sustento. É um prazer sensual, que satisfaz — uma verdade que foi perdida na vida louca que os norte-americanos levam.

No Japão, uma boa refeição deve estimular os cinco sentidos, incluindo a visão. Imagine a bela explosão de cores de um sushi: uma testemunha perfeita do orgulho que os chefs japoneses levaram para a apresentação visual da sua comida; e um conceito que foi perdido na América do Norte. Quando você está numa praça de alimentação, seus sentidos são assaltados por uma confusão de visões, sons e aromas, mas quando está em um restaurante japonês, o cenário tende a ser minimalista, permitindo que preste atenção na comida à sua frente. Você pode aproximar-se da comida com um paladar e mente abertos. Dar uma pausa para desfrutar da beleza do prato também pode ajudá-lo a diminuir a velocidade da refeição e saborear cada bocado. E como já sabemos, comer vagarosamente, geralmente, se traduz por comer menos.

Uma extensão do *mingei* é o conceito japonês *goshiki*, que afirma que toda refeição deveria ter no mínimo cinco cores: branca (arroz, tofu, peixe); amarela (ovos mexidos, suco de frutas ou legumes); vermelha ou laranja (cenoura, batata-doce); verde (qualquer vegetal verde); e preta, rocha-escura ou marrom (berinjela, algas). *Goshiki* garante que uma refeição dessa forma agradará tanto os olhos quanto o paladar — sem mencionar os quesitos nutritivos. Os japoneses também lutam para incorporar diferentes técnicas de cozimento em cada refeição. Um típico almoço *bentô* [marmita japonesa] inclui um ovo cozido, arroz frito, vegetais grelhados, salmão defumado e frutas frescas.

Eles separam as refeições em diferentes porções

Parte do controle calórico na comida japonesa tem origem no uso limitado de gordura nos pratos tais como sushi e tofu, mas as porções moderadas também têm um papel bem grande. Uma maneira de os japoneses limitarem o tamanho da porção é servir cada prato em um pequeno e decorado recipiente ou usar um prato dividido em compartimentos diferentes, como em uma marmita. Os japoneses fazem questão de desfrutar cada sabor diferente.

Esse costume japonês de longa data é outro exemplo do *mingei*, o casamento da forma e da função. Em vez de encher o prato com uma refeição pesada, o japonês separa um prato ou uma tigelinha para cada componente. Se o prato for pequeno, a quantidade de comida também será pequena. As pesquisas mostraram que pratos maiores estimulam porções cada vez maiores e levam ao consumo de mais calorias por refeição.

Essa tradição não apenas limita o tamanho da porção como promove o caráter diferenciado da comida como uma fonte de beleza e prazer e também serve para prolongar o tempo das refeições. Pelo fato de até mesmo o menor prato ter o seu próprio compartimento ou lugar, o japonês desenvolveu o hábito de comer pequenas porções durante um longo período de tempo — beliscando vagarosamente, exatamente como a garça-azul.

USAM A CARNE VERMELHA COMO UM ACOMPANHAMENTO OCASIONAL, NÃO COMO PRATO PRINCIPAL

Raramente a carne tem um papel principal no Japão. Os vegetais, o macarrão e o arroz têm lugar de honra. O uso abundante da soja (basicamente o tofu) e do peixe (que faz bem ao coração), em vez de carne vermelha, também mantém baixos os níveis de gordura saturada na mesa tradicional japonesa.

Como eles queimam essa comida

No passado, os japoneses tinham um estilo de vida mais ativo do que hoje em dia. À medida que a população usa seus carros e tem empregos sedentários no escritório, o peso médio do japonês está se alterando lentamente. Porém, numa escala muito maior que os norte-americanos, os japoneses têm uma vida mais ativa. Vão todos os dias para o trabalho a pé. Tóquio é famosa pelo seu avançado sistema de metrô, e a vasta maioria caminha de suas casas para a estação mais próxima. Uma pesquisa recente mostrou que as pessoas que usam "transporte ativo" (que eles têm de caminhar para os centros de transporte público) queimam de dois a quatro quilos da gordura ganha a cada ano, contra apenas 900 gramas nos Estados Unidos — onde se usa o carro para todo lugar.[28]

As atividades físicas mais formais também trouxeram melhoria à vida japonesa. A cultura corporativa japonesa estimula a boa saúde e atividades físicas, as quais mostraram melhorar a produtividade durante as horas de trabalho.

Cardápio

CAFÉ DA MANHÃ: um café da manhã japonês saudável pode consistir de arroz no vapor, missô e/ou peixe grelhado, uma pequena omelete ou uma salada de algas. A sopa de missô é um prato popular no café da manhã. Essa sopa geralmente contém vários nutrientes: tofu ou *soba*, além das algas, e tem baixa caloria devido à sua alta concentração de água. Outro café da manhã japonês popular é o *chawanmushi*, que literalmente significa "cozido numa tigela". *Chawanmushi* é um creme de ovos salgado, à base de leite, que se come também no almoço e jantar.

ALMOÇO: um típico almoço quente precisa ter uma tigela de arroz ou macarrão com peixe ou carne, ou uma pizza japonesa chamada *okonomiyaki*. Um lanche frio para viagem deve ter uma marmita com bolinhos de arroz, sushi e uma diversidade de vegetais.

JANTAR: é a principal refeição do dia no Japão e normalmente tem os mesmos ingredientes do café da manhã e do almoço. Nele pode ter o *robata* — carne fresca grelhada, vegetais ou peixe sem adição de óleos ou temperos. Outra opção saudável seria um prato de *soba* frio, acompanhado de sushi. Para terminar a refeição, o japonês toma uma xícara de chá-verde quente.

Dicas

- Melhore seu prazer pelas refeições (limite o tamanho das porções) enfatizando a apresentação.
- Divida a sua refeição em pratos separados para que ela seja mais lenta.
- Tente comer uma grande variedade de alimentos todos os dias — quanto mais frescos, melhor.
- Acrescente mais algas, peixes e soja à dieta.

Restaurantes servindo sushi e sashimi estão se tornando cada vez mais populares nos Estados Unidos — até mesmo nas pequenas cidades. Porém, os norte-americanos têm a tendência de acrescentar toques locais não saudáveis servindo sushis recheados de *cream cheese* ou maionese, por exemplo — ingredientes não exatamente típicos do Japão. Os restaurantes japoneses norte-americanos também servem uma quantidade desproporcional de tempura, produto não saudável no tradicional cardápio japonês. A interpretação norte-americana do frango com molho *teryaki* é frequentemente salgada demais.

CAPÍTULO 4

Cingapura

Média de expectativa de vida da população: 81,98 anos
Porcentagem de adultos com sobrepeso: 22% dos homens; 23,8% das mulheres
Porcentagem de adultos obesos: 1,8% dos homens; 1,3% das mulheres
Consumo de carne por pessoa (2002): 71,1 quilos

Já mencionei que Cingapura é um país com uma dieta e estilo de vida que os norte-americanos deveriam imitar. Os cingapurianos estão classificados em quarto lugar quanto à expectativa de vida, completando em média 81,98 anos. Cingapura também tem uma notavelmente baixa classificação na lista dos países mais gordos do mundo: ocupa a posição 162, com apenas uma porcentagem estimada de 22,9% da população considerada com sobrepeso. Além de um excelente sistema de saúde — muitas calçadas e diversos programas governamentais para manter a forma tiveram parte nessa estatística —, a dieta do país é também um grande fator.

O que eles comem

O que o povo de Cingapura *não* come? Porto comercial desde que a Grã-Bretanha a colonizou no século XIX, a minúscula Cingapura tem uma das mais diversificadas culturas — e cozinhas — no mundo. Os cingapurianos usam o mais moderno da alimentação *fusion*, influenciada pela cozinha malásia, chinesa, indiana, tailandesa e britânica. Sem dúvida alguma, da perspectiva culinária, Cingapura é o lugar mais interessante que já visitei. A ilha de Cingapura está localizada exatamente ao sul da China, entre a Malásia e a Indonésia. Filipinas, Camboja e Índia são todos praticamente vizinhos. A localização de Cingapura no cruzamento de tantas nações diferentes a tornou um natural caldo de comida e cultura de toda a Ásia, bem como da Grã-Bretanha. A comida que os modernos cingapurianos comem traz a marca de todas as nacionalidades que tiveram um impacto na ilha nos dois últimos séculos. Você pode comer um mingau de cereais chinês (*congee*) no café da manhã, um tradicional *rojak* no almoço e um *curry* tailandês no jantar. Essa nação multicultural tem de tudo.

O que vai nessa comida

ARROZ: como outros países asiáticos, os cingapurianos combinam arroz com praticamente qualquer item do cardápio. Eles comem esse carboidrato principal três vezes por dia. Ele é preparado cozido ou frito, ou algumas vezes é cozido em leite de coco ou com açafrão e manteiga líquida (manteiga purificada). Os cingapurianos também comem diferentes tipos de macarrão como *vernicelli* e à base de ovos. Os bolos de arroz da Malásia são outra comida muito comum.

PEIXE: como tantos dos povos mais saudáveis do mundo, os cingapurianos consomem uma grande variedade de peixe fresco. Cabeça de peixe ao molho *curry* é um prato típico de Cingapura feito com o peixe-vermelho, que representa uma fusão dos estilos de cozinha chinesa e indiana. Cingapurianos frequentemente também comem caranguejo com chili e caranguejo com pimenta-do-reino preta.

FRUTAS TROPICAIS: porque Cingapura está situada na linha do Equador, a ilha oferece uma rica profusão de frutas tropicais, que são frequentemente servidas na sobremesa. O *durian*, que os nativos chamam de "rei das frutas", é provavelmente a fruta nativa mais famosa da ilha. O *rambutan* e o mangostão estão entre as muitas frutas tropicais de Cingapura.

AVES: os cingapurianos comem frango ao estilo indiano, cozido em um forno de barro ou no estilo indonésio, cozido em um caldo condimentado. Eles também comem pato preparado de várias maneiras chinesas.

TEMPERO: nada mostra as influências multiculturais na cozinha de Cingapura como os condimentos usados pelos seus chefs: os fortes sabores são o que distingue a cozinha cingapuriana. As pimentas chili são um dos temperos mais proeminentes que vieram da Malásia; o tamarindo, o *curry* e o açafrão-da-terra mostram a influência indiana.

Bebida preferida: café ou chá

Não é de surpreender, dada a natureza "vale-tudo" da comida na ilha, que os cingapurianos gostem tanto de café, como os ocidentais, quanto de chá, como os vizinhos asiáticos. Frequentemente adicionam leite condensado às duas bebidas — um hábito que não recomendo, a menos que você siga estritamente todos os outros protocolos da dieta cingapuriana.

Modo de fazer

***STIR-FRY* (PARECIDO COM O REFOGADO BRASILEIRO*)**: como os chefs chineses do Norte, os cingapurianos fritam rapidamente em óleo quente muitos dos seus pratos principais, especialmente carne e vegetais. Também, como na China, eles comumente combinam essas frituras com arroz ou macarrão.

* *Stir-fry* é uma técnica de cozinhar que envolve fritar o alimento em fogo alto numa panela com um pouco de óleo. Geralmente mexe-se frequentemente o alimento durante esse processo. A panela chinesa *wok* é própria para essa técnica. (N. T.)

GRELHAR: *kebabs* e outras formas de carne grelhada se tornaram populares em Cingapura.

Como eles comem

As "barraquinhas" de comida na rua são a alternativa mais popular à comida caseira em Cingapura. A versão cingapuriana da praça de alimentação norte-americana — "praça" de barraquinhas de comida — serve as comidas de rua mais saborosas da ilha, com vendedores malásios bem ao lado de outras barracas especializadas na cozinha do sul da Índia, China e Indonésia. Pelo fato de as comidas das barracas serem relativamente baratas, os cingapurianos de todos os níveis econômicos comem regularmente nesses centros.

Óleo de cozinha preferido: canola ou gergelim

Como em outros países asiáticos, os cingapurianos basicamente cozinham com óleo saudável: canola ou gergelim. A manteiga (como outros produtos derivados do leite) raramente é usada.

Como eles queimam essa comida

Cingapura é uma cidade-ilha compacta, altamente urbanizada e com um excelente transporte público. Como é um país novo, possui uma incrível infraestrutura e um grande planejamento urbano; existem maravilhosas pistas para correr, andar de bicicleta, caminhar por toda a cidade. As pistas são belas e agradáveis o tempo todo. É densamente povoada, foi construída de uma forma eficiente e tanto é possível chegar aos lugares a pé quanto de transporte público. É muito fácil se locomover, mesmo sem carro.

Por muitos expatriados dos Estados Unidos, Europa e Ásia morarem em Cingapura, as academias também são bem populares. Os programas de governo para boa forma aumentaram a consciência da população quanto à importância do exercício diário. Em 1993, o primeiro-ministro de Cingapura lançou um movimento nacional chamado "Great Singapore Workout" [Grande Programa de Atividades Físicas de Cingapura], uma rotina aeróbica de baixo impacto ao som da música regional.

A ioga também é popular, outra prova da influência indiana no cotidiano. Ela não acelera muito ou por muito tempo o seu batimento cardíaco queimando uma quantidade significativa de caloria, mas é importante para melhorar o equilíbrio, aumentar a flexibilidade e aliviar o estresse.

Cardápio

CAFÉ DA MANHÃ: *congee*, um tipo de mingau de cereal chinês, é uma escolha comum no café da manhã em Cingapura, como também é a *kaya*, uma geleia de ovos e coco, que se serve com torrada. *Roti prata*, baseado nos pratos indianos, é muito popular nessa refeição.

ALMOÇO: sopa de macarrão ao estilo chinês, com vegetais e porco fritos, é uma opção do almoço. Outras incluem um prato de macarrão de frango ao *curry* ou macarrão de arroz ao estilo indonésio com molho de coco com *curry* servido com camarão.

Uma das comidas mais comuns em Cingapura é o *rojak*, um prato tradicional malásio ou indonésio que é vendido muitas vezes nas barraquinhas de rua em Cingapura. *Rojak*, uma palavra malásia que significa "mistura selvagem", pode ser tanto doce quanto salgado e consiste tanto de frutas quanto de vegetais combinados com bolo de soja frito e massa frita, depois polvilhados com amendoim e cozidos em um molho de patê de camarão fermentado, açúcar, tamarindo, suco de limão-galego e pimenta. Nenhuma outra comida poderia representar tão bem a incrível e diversa culinária de raízes de Cingapura.

JANTAR: o jantar em Cingapura pode ter frango grelhado em forno de barro indiano e servido com *chapati*, um típico pão sem fermento da Índia. Os cingapurianos também podem ter para o jantar indonésio *nasi padang*, arroz ao vapor combinado com inúmeros vegetais e proteínas. Outra escolha comum e bem típica de Cingapura, como o *rojak*, é o *laksa* — uma sopa de macarrão apimentada, feita com leite de coco ou com caldo de peixe —, que une elementos da cozinha chinesa e malásia. As sobremesas podem variar de sopa doce de feijão-vermelho, sopa doce de feijão-verde, pudim de manga até bolinhas de melão — todas as refeições finais basicamente com baixo teor de açúcar.

Dicas

- Tenha uma abordagem multicultural ao comer. Misture sabores e influências.
- Condimente sua comida para fazer pratos interessantes.
- Aproveite as possibilidades dos transportes públicos da sua cidade e também das ciclovias e pistas de caminhada do bairro.
- Experimente algumas frutas exóticas.

CAPÍTULO 5

China

MÉDIA DE EXPECTATIVA DE VIDA DA POPULAÇÃO: 73,47 anos
PORCENTAGEM DE ADULTOS COM SOBREPESO: 24,7% dos homens; 33,1% das mulheres
PORCENTAGEM DE ADULTOS OBESOS: 1,8% dos homens; 1,6% das mulheres
CONSUMO DE CARNE POR PESSOA (2002): 52,4 quilos
COMPOSIÇÃO DA DIETA (PORCENTAGEM TOTAL DE NUTRIENTES):
Carboidratos: 60%
Proteína: 12%
Gordura: 28%

A China pode ser um país enorme, mas seus cidadãos certamente não o são. Na verdade, a China foi classificada em uma posição bem baixa, de número 148, na lista de "quem é quem" dos países mais gordos do mundo, e apenas 28,9% da população foi considerada com sobrepeso. A expectativa de vida varia grandemente nas diferentes regiões da China. Embora a expectativa de vida média de um chinês seja de apenas 73 anos, os moradores das maiores cidades da China, Hong Kong e Macau, vivem mais do que qualquer pessoa na terra. As pessoas em Macau, que são *tops* da lista de expectativa de vida global, vivem, incrivelmente, uma média 84,36 anos, enquanto os habitantes de Hong Kong, 81,86 anos.

Muitos fumantes?

A dieta chinesa reúne alguns defeitos de outros estilos de vida. Aproximadamente 67% dos homens que moram nas cidades fumam regularmente e, juntos, somam mais de 300 milhões de chineses. Essa quantidade é maior do que a população total dos Estados Unidos. Os chineses fumam mais do que qualquer outro povo do planeta. O fumo contribui para quatro das cinco causas de morte no país.

Não é coincidência que Macau e Hong Kong sejam muito diferentes culturalmente do resto da China. Macau esteve sob o domínio português por mais de 400 anos, enquanto Hong Kong pertenceu à Grã-Bretanha de 1842 a 1997. Taiwan, que tem uma expectativa média de vida de quase 78 anos, também se beneficiou das influências estrangeiras. Com o passar dos séculos, a pequena ilha, que fica do outro lado do Estreito de Taiwan, em frente à China Continental, foi colonizada pela Espanha, depois pelos alemães e finalmente pelos japoneses. Somente depois da Segunda Guerra Mundial, o Governo Nacionalista Chinês tomou o controle de Taiwan de uma vez por todas.

Embora as cozinhas de Macau, Hong Kong e Taiwan ainda carreguem a marca de seus visitantes estrangeiros, a comida predominante é exclusivamente chinesa, e essas cozinhas estão entre as mais famosas do mundo.

O que eles comem

Quando eu digo "comida chinesa", a imagem que pode vir imediatamente à mente talvez seja a de um prato brilhante de porco agridoce comprado num *delivery*, ou talvez aquelas miniaturas de pastel primavera que deixam as pontas dos dedos gordurosas — mas são deliciosas. Gostaria que você tirasse esses queridos pratos da sua mente nesse momento, porque a dieta tradicional chinesa não tem nada a ver com essa comida altamente gordurosa e cheia de MSG (Monossódio Glutamato), tão popular no nosso mundo ocidental.

A base da dieta tradicional chinesa pode ser resumida bem facilmente: plantas, plantas e mais plantas. Os chineses constróem suas refeições em torno de vegetais frescos da época, frutas, grãos e feijões. Esses ingredientes nutritivos geralmente cobrem dois terços da refeição chinesa média, que é responsável pelo fato de os chineses comerem fibras três vezes mais do que nós.[29] Não consigo salientar o suficiente o quanto a fibra é importante. É um dos componentes mais imprescindíveis numa dieta saudável (veja o capítulo 13), e os norte-americanos simplesmente não a ingerem em quantidade suficiente. A fibra pode desacelerar a digestão (isso é uma coisa boa!), estabilizar os níveis de açúcar do sangue, diminuir o colesterol e reduzir o risco de diabetes e alguns tipos de câncer.

Outro grande benefício da dieta chinesa rural baseada em vegetais é o fato de ser naturalmente rica em antioxidantes que combatem doenças e conter nutrientes baseados em plantas chamados de fitoquímicos. Como resultado, doenças cardiovasculares são raras na China. Enquanto a média chinesa de colesterol no sangue é de 127, a norte-americana é perto de 215.[30]

A dieta tradicional chinesa também é boa para a sua cintura. De algum modo, embora os chineses consumam mais caloria por quilo do peso do corpo do que nós, eles têm um índice muito menor de obesidade. Como conseguem isso? Uma explicação é o baixo teor de gordura na dieta chinesa tradicional. Conforme o livro *The China Study* [Estudo da China], os chineses da zona rural obtêm de 6% a 24% da sua caloria da gordura. Em contraste, a dieta norte-americana consiste de 35% a 40% de gordura.[31]

A falta de carne na cozinha chinesa ajuda a manter o baixo teor de gordura. Por razões econômicas, os chefs chineses acrescentam apenas uma fatia bem fina de carne aos seus pratos. A carne atua como uma guarnição para dar sabor a uma entrada: e quase nunca funciona como prato principal, como nos restaurantes chineses dos Estados Unidos. Na verdade, a carne é responsável apenas por um espantoso 2% da dieta chinesa tradicional.

O que vai nessa comida

FOLHAS CHINESAS: os vegetais nativos da China quebram todos os recordes nutricionais. O repolho-chinês (*napa*) e o *bok choy* (a palavra *choy* significa "folhas verdes" em chinês) não têm apenas alto teor de fibras, mas são ricos em nutrientes, como o betacaroteno, vitamina C e ferro. Esses vegetais têm um sabor delicioso conseguido pelas técnicas de cozinha *stir-fry* ou a vapor, modos típicos chineses de se preparar um alimento. O brócolis chinês e a mostarda-marrom — que são similares, mas não idênticos, a suas sósias norte-americanas — são também ótimas opções.

OUTROS VEGETAIS: nabo, uma raiz versátil, é incorporado a uma grande variedade de pratos chineses. Broto de bambu, cogumelos chineses e ervilhas frescas são usados em muitas frituras chinesas. Em geral, os chineses veem os vegetais como prato principal, não meramente como um acompanhamento para as carnes.

SOJA: como outros asiáticos, os chineses comem produtos da soja de formas diferentes. Tofu e molho de soja, componentes chaves à dieta chinesa, podem ser uma grande fonte de proteína vegetal.

Bebida preferida: *oolong*

O chá é uma bebida bem antiga, descoberta há mais de 500 anos na China. De acordo com a lenda, em 2.737 a.C., o imperador Shen Nung — conhecido como "O Curandeiro Divino" — estava tomando água quente quando um vento levou algumas folhas de chá para dentro da sua xícara. Esse acaso mudou a cultura chinesa para sempre. Hoje existem mais de 600 variedades de chá na China, que é seu maior produtor mundial. Os chineses tomam sua bebida favorita, que contém 99% de água e 0% de caloria, nas refeições e durante o dia todo. Refrigerantes melados com alto teor calórico são relativamente uma inovação recente na China e totalmente estranhos aos chineses da zona rural.

Embora o chinês beba todos os tipos de chá, o *oolong* é a base da dieta chinesa. Chamado de "o champagne dos chás", o *oolong* é geralmente mais escuro que o chá-verde e mais claro que o chá-preto. Ele é rico em polifenol e catequina, antioxidantes que são famosos pelas suas qualidades anti-inflamatórias. Tomar *oolong* regularmente pode ajudar a reduzir o colesterol, regular o açúcar no sangue e possivelmente até combater o câncer. O *oolong* também mostrou que diminui o estresse, ajuda na digestão e desintoxica o corpo do cigarro, álcool e outras toxinas. Uma recente pesquisa revelou que esse chá também pode aumentar cerca de 10% do metabolismo depois de duas horas da sua ingestão.

O chá é classificado entre as bebidas mais populares do mundo, perdendo apenas para a água. Cerca de metade de todos os norte-americanos tomam regularmente chá, 85% gelado (e frequentemente adoçado demais). A maioria desse chá (cerca de 83%) é preto.[32] O chá-preto também contem polifenol e é benéfico para a perda de peso, porém tem mais cafeína que as variedades do chá-verde e o *oolong*.

Arroz branco: em vez do pão branco (pão de forma), o carboidrato base da dieta chinesa é o arroz branco. Embora o arroz branco eleve o nível de açúcar no sangue, especialmente se comparado às variedades mais nutritivas do arroz, selvagem e integral, ele é ainda mais saudável do que o pão de forma que os norte-americanos comem muitas vezes ao dia.

Alho e gengibre: essas ervas que ajudam a combater doenças aparecem em quase todas as refeições na China.

Óleo de cozinha preferido: milho, soja, canola ou amendoim

O óleo vegetal (milho, soja, canola ou amendoim) é a base da cozinha chinesa. Tradicionalmente, os chineses usam óleo de forma moderada no preparo da comida, mas recentemente isso tem mudado. Nos últimos 20 anos, o consumo per capita anual de óleo vegetal subiu rapidamente, e, como resultado, o peso das pessoas também.

Modo de fazer

Stir-fry: fritar rapidamente em pouco óleo carnes e vegetais em uma panela chinesa, parecida com um tacho, chamada *wok*, é muito bom para preservar vitaminas solúveis em água como a vitamina A e C. Uma *wok* é um item obrigatório na cozinha chinesa. Você pode preparar qualquer comida — arroz, vegetais, carne, peixe, edamame e tofu — sem usar muito óleo. Com a *wok* você pode refogar ou aferventar rapidamente vegetais sem cozinhá-los demais. Vegetais levemente crocantes têm mais nutrientes e um sabor melhor. *Stir-fry* dá à comida todo o sabor de uma fritura rápida em óleo quente, com apenas uma fração da gordura.

Vapor: logo depois do *stir-fry*, cozinhar no vapor é o segundo método mais popular na cozinha chinesa. Cozinhar no vapor é também uma das maneiras mais suaves de se preparar carne e vegetais, preservando seu sabor e nutrientes.

"Cozinhar vermelho": essa técnica consiste em cozinhar carnes em molho de soja e água, deixando os alimentos com forte tom avermelhado, em vez de cozinhar apenas com água (conceito ocidental de refogar). Os chineses usam esse método — que acrescenta tanto sabor quanto cor aos pratos — para preparar porco, carne de boi, presunto, frango, pato e outras carnes.

Adicionando sabor com molhos saudáveis

Os molhos aparecem em quase todo prato da comida chinesa. São usados para marinar, *stir-fry* e embeber o alimento. A maioria dos molhos chineses — ostra, *hoisin* (ou Pequim) e feijão-preto — tem o feijão-de-soja como base. O gergelim é outro ingrediente essencial para molho. Ele tem um sabor delicioso e também provou proporcionar alívio a distúrbios estomacais.

- **Molho de ostra**: esse molho de cor marrom-escura, grosso, é um ingrediente-chave no método de *stir-fry* para muitas receitas. Tradicionalmente o chinês faz o molho de ostra fervendo as ostras frescas, temperando-as com molho de soja, sal e condimentos. Hoje, o molho de ostras vendido nos Estados Unidos não tem nada a ver com o molho de ostras chinês original. Em vez disso, eles têm sabor de ostras com alto teor de açúcar, maisena, MSG e corante de caramelo. Alguns ainda usam conservantes como o benzoato de sódio. Esses molhos produzidos em massa não têm nenhuma proteína e apresentam toneladas de sódio. Veja o capítulo 14 que dá dicas para molhos mais autênticos e mais saudáveis.
- **Molho *Hoisin* ou Pequim:** o equivalente chinês ao molho de churrasco norte-americano é feito da pasta de feijão-de-soja misturada a temperos como alho, chili, sal e outros condimentos.
- **Molho de feijão-preto**: os molhos de feijão-preto-de-soja cozido — a comida mais antiga com base de soja — são comuns na cozinha de Cantão. Cascas de laranja, gergelim e cinco especiarias em pó são geralmente acrescentados aos molhos para dar um sabor especial.

Fritura: estaria mentindo se dissesse que os chineses nunca fritam sua comida em nenhuma circunstância. Eles usam a fritura, mas ocasionalmente — nunca tão frequentemente como os norte-americanos em geral interpretam a comida chinesa.

Como eles comem

ELES FILOSOFAM SOBRE COMIDA

Existe um ditado em Cantão: "Comer é tão importante quanto o céu". Na China, geralmente, comida e filosofia seguem juntas. Muitos aspectos da comida são inspirados na tradição filosófica de povos antigos.

Portanto, os chineses levam o conceito de refeição "equilibrada" a novos níveis. Não estou apenas falando em combinar proteínas com carboidratos. Um fundamento da filosofia chinesa — o yin e o yang — afirma que todas as forças opostas do universo são interdependentes. De acordo com essa visão, a maioria dos problemas da vida, desde um incidente doméstico até um grande temporal, resultam de um yin e yang em desequilíbrio.

Então, faz sentido que na China os alimentos não tenham apenas sabor. Eles têm também propriedades energéticas específicas, dominadas tanto pelo yin (feminino, passivo, frio) quanto pelo yang (masculino, ativo, quente). A maioria dos vegetais, por exemplo, é considerada yin, enquanto produtos de origem animal e grãos são considerados yang. Ao preparar uma refeição, os cozinheiros chineses procuram equilibrar o yin e o yang dos alimentos, bem como suas cores, sabores e texturas. Essa ênfase no equilíbrio se estende por todos os aspectos da refeição. Um alimento de origem marítima é combinado com um alimento de origem terrestre, assim como os vegetais yin são harmonizados com os grãos integrais yang.

Até mesmo os métodos de cozinhar refletem essa filosofia. *Stir-fry* é considerada uma técnica yang e, por isso, os vegetais, que são yin, comumente são preparados dessa maneira. De modo semelhante, alho, chili e gengibre — todos alimentos yang — funcionam bem para contrabalançar o yin de vegetais.

Misturar diferentes tipos de alimento com diferentes métodos de cozinhar é um importante aspecto da cozinha chinesa. Os ingredientes individualmente não importam tanto quanto a combinação de elementos reunidos em uma refeição.

A teoria dos cinco elementos

A teoria dos cinco elementos é uma extensão do princípio do yin e yang, e é um complemento perfeito aos princípios da minha Dieta dos Países Magros. Um antigo texto chinês de medicina recomenda "cinco grãos para nutrir, cinco frutas, cinco carnes para satisfazer e cinco vegetais para completar".

O número cinco também aponta para a teoria dos cinco elementos da cozinha chinesa — outro exemplo da relação que os chineses veem entre a dieta de uma pessoa e seu bem estar físico e espiritual. De acordo com a filosofia chinesa, toda matéria do universo é composta de cinco elementos (também chamado de as cinco fases ou as cinco forças): fogo, terra, metal, água e madeira. Existem também cinco sabores — amargo, doce, picante, salgado e azedo — e cinco órgãos principais — coração, baço, pulmão, rim e vesícula. O elemento madeira corresponde à vesícula e ao sabor azedo; terra, a baço e sabor doce; metal, a pulmões e sabor picante; a água corresponde aos rins e ao sabor salgado; e o fogo, a coração e sabor amargo.

Para manter os cinco elementos em equilíbrio os chineses recomendam comer todos os cinco sabores em cada refeição. Uma refeição corretamente balanceada também inclui cinco cores: vermelho, amarelo, branco, azul e verde.

ELES COMEM MAIS DEVAGAR COM O *HASHI*

Os chineses inventaram os *hashis* e até hoje comem a maioria dos seus alimentos com eles. Usar os *hashis* — especialmente se você não está acostumado — pode ser uma boa técnica para comer mais devagar. Os *hashis* evitam que os bocados sejam grandes e não são feitos para cortar os alimentos. Por isso a comida chinesa é, tradicionalmente, preparada em pequenas porções adequadas ao tamanho de um bocado — o tamanho certo para encaixar entre os *hashis*.

Os chineses usam colheres para sopas e, ocasionalmente, garfos, porém uma coisa você nunca verá na mesa chinesa: a faca. Existe uma filosofia por trás dessa prática de alimentação. Pelo fato de a faca poder ser usada como uma arma, ela tem potencial para interromper a paz e a harmonia de uma refeição, e, por isso, é banida da mesa.

SEM SOBREMESA

Embora os norte-americanos pensem que o biscoito da sorte seja um prato típico que finaliza a refeição chinesa, eles tiveram origem no Japão e são preparados na Califórnia já no princípio do século XX. Na verdade, os biscoitos da sorte não existiam na China até 1993! O empresário de Hong Kong que começou a importá-los para a China no final dos anos 1980 fez propaganda dos biscoitos como sendo "genuínos biscoitos da sorte norte-americanos".[33]

Sobremesa em geral é um conceito estrangeiro para a maioria dos chineses. Em vez de tortas feitas à base de laticínios, bolos e *cookies*, os chineses geralmente terminam suas refeições com uma tigela de sopa, especialmente de *feijão-vermelho*. Segundo a tradicional medicina chinesa, o excesso de alimentos doces pode enfraquecer o baço e dificultar a digestão. As frutas são uma alternativa ainda menos comum para a sobremesa, uma vez que frequentemente fazem parte do prato principal na cozinha chinesa. Alguns chineses também gostam de terminar a refeição com sementes de girassol.

Dim Sum: o petisco chinês que é uma refeição

Lanchinhos fazem parte da cultura chinesa há muitos e muitos anos. A cerimônia chinesa do chá — conhecida por *dim sum*, que significa "tocar o coração" — surgiu quando os viajantes da antiga Rota da Seda precisavam parar para fazer um rápido lanche, mas não queriam estragar seu apetite para o jantar.

O chá é o componente mais importante do *dim sum*, que consiste de uma série de vários pequenos pratos. Rolinhos primavera, feitos no vapor, pastéis chineses e macarrão de arroz estão entre os pratos mais populares do *dim sum*. Todos esses pratos foram criados para fornecer energia para que esses viajantes continuassem sua jornada pela Ásia Central. Em anos recentes, a maioria dos mercadinhos chineses começou a oferecer versões *fast food*, que podem ser esquentadas no micro-ondas, desses tradicionais lanches chineses de final de tarde.

Como eles queimam essa comida

Toda manhã, logo antes do amanhecer, milhões de chineses se reúnem por todo o país em parques públicos e juntos fazem exercícios. Uma das atividades mais populares matinais é o tai chi, que começou como uma arte marcial.

O símbolo do tai chi é o yin e o yang, e a palavra *chi*, em chinês, significa energia. O propósito do tai chi é liberar energias que foram bloqueadas no corpo. Uma vez que essa energia é liberada, ela flui através do corpo e abre canais de energia, os quais melhoram a digestão, deixam o sistema respiratório mais forte e tornam o corpo capaz de se auto curar.

O tai chi é uma série de exercícios suaves que parecem ser desempenhados em câmera lenta e que promove equilíbrio, concentração e estabilidade. Depois de praticar tai chi, você provavelmente não estará suado, mas se sentirá calmo e centrado. Da mesma maneira que os chineses acreditam que você não come simplesmente para encher a barriga, também acreditam que você não deve se exercitar simplesmente para tonificar o corpo. O tai chi fortalece o tônus dos músculos, e ao mesmo tempo promove foco e relaxamento interior. Outro benefício: você pode aprender tai chi em qualquer idade. Na verdade, a maioria dos praticantes de esportes na China são mais velhos.

Outra tradicional forma chinesa de exercício é o *qigong* (o *qi* vem da mesma palavra chinesa *chi* de tai chi). *Qigong* usa métodos aeróbicos e de respiração para liberar a energia presa no corpo.

O que mais fazem os chineses para permanecerem em forma? Andam para todos os lugares. Até recentemente, poucos chineses possuíam carros, e por isso a maioria se conduzia diariamente para o trabalho a pé.

Como chegamos à conclusão errada

Os limites entre a cozinha chinesa tradicional e a cozinha chinesa americanizada tornaram-se, nos últimos anos, bem obscuros, quando a China urbana adotou uma dieta que se parece mais e mais com a nossa. Entretanto nós também interpretamos mal a chamada "cozinha chinesa".

Em 2004, havia mais de 35 mil restaurantes chineses nos Estados Unidos. A comida chinesa se tornou a comida étnica preferida. Mas desde o início, a comida chinesa nos Estados Unidos foi uma confusão de sabores chineses e norte-americanos. Quando surgiram os primeiros restaurantes chineses durante a Corrida do Ouro da Califórnia, tanto trabalhadores chineses quanto norte-americanos foram contratados.

Um relatório do Centro de Ciência para Interesses Públicos (CSPI, na sigla em inglês), em Washington, mostrou que a tradicional cozinha chinesa saudável para o coração é a ultima coisa que você encontrará nos restaurantes chineses dos Estados Unidos. Nossas versões de pratos chineses tendem a polme, fritura e adocicados. Observe que o tamanho da porção do jantar de um frango ao molho de limão contém 1.400 calorias, 13 gramas de gordura saturada, que eleva o nível do colesterol, e 1.700 miligramas de sódio — tudo isso por causa do pão frito e do molho salgado. Essa carga calórica equivale a três sanduíches McChicken do McDonald's, mais um refrigerante não *diet* de um litro. Uma porção de carne desfiada crocante — um prato de carne frita empanada na farinha — tem 1.500 calorias, 11 gramas de gordura saturada, e 3.100 miligramas de sódio. Até mesmo os pratos de vegetais estudados tinham uma taxa surpreendente de gordura e sal adicionada. Descobriu-se que uma porção de feijões-verdes fritos tem 900 calorias e 2.200 miligramas de sódio; a berinjela ao molho de alho tem mil calorias e 2 mil miligramas de sódio.

Veja algumas informações dos pratos "chineses" favoritos dos ocientais.

- ***Chow mein*** — macarrão de ovos fritos rapidamente em óleo quente servido com vegetais e carne — é um prato "chinês" extremamente popular nos Estados Unidos, onde foi inventado, em meados dos anos 1800, por chineses imigrantes que trabalharam na construção da ferrovia transcontinental. Os chineses têm a sua própria versão de *chow mein*, mas é muito menos oleosa do que a encontrada nos Estados Unidos. Por exemplo: o macarrão na China é levemente frito (*stir-fry*) em vez de mergulhado na frigideira de óleo para ficar crocante. Não é de surpreender que uma única porção de carne *chow mein* tenha 770 calorias e 24 gramas de gordura!

- ***Chop suey*** — é outro "prato chinês" que teve origem nos Estados Unidos. Uma lenda diz que os chefs chineses em Nova York inventaram esse prato em honra ao embaixador Li Hung Chang, que visitou o país em 1896. Outra afirma que *chop suey* (que se traduz literalmente por "pequenos pedaços") foi outro produto da Corrida do Ouro da Califórnia por volta de 1849. Tipicamente feito de brotos de bambu, aipo, cebola, água de castanha, broto de feijão e alguns tipos de carne, ele é servido sobre o arroz e cozido com um caldo de carne com mostarda — que é virtualmente desconhecido na China. Embora o *chop suey* possa ser versão bastarda do *tsap seui*

— prato feito com a técnica culinária *stir-fry*, de Taishan, cidade rural ao sul do Cantão e lar ancestral de muitos imigrantes que foram para os Estados Unidos no século XIX — seria difícil encontrar na zona rural chinesa prato tão ruim como o *chop suey* de porcos feito pelos norte-americanos. Chega a ter 680 calorias e 50 gramas de gordura.

- **CARANGUEJO *RANGOON* E PASTEL CHINÊS** — são comidas que tiveram origem na Califórnia. Não é por coincidência que as pessoas se referem a esses pratos "chineses" como "raviólis fritos".

Cardápio

CAFÉ DA MANHÃ: sopa, ou mingau de arroz aguado (às vezes chamado de *congee*), é um componente de quase todas as refeições na China. Os chineses também comem sobras de comidas de outras refeições, como arroz e *pickles* no café da manhã.

ALMOÇO: na China o almoço tende a ser bem simples, talvez tenha uma tigela de macarrão quente, vegetais e um pequeno pedaço de carne em um caldo. *Dim sum* é também uma opção de almoço popular na China. Chineses da cidade bem ocupados podem comprar, para viagem, um almoço rápido de um vendedor de rua. Quando estava em Pequim, passei por uma rua cheia de barraquinhas que se parecia com uma praça de alimentação, e os vendedores das barracas estavam vendendo todo tipo de proteína magra que você pode imaginar, incluindo polvo, porco magro e pequeninos peixes.

JANTAR: o jantar é tipicamente a refeição mais elaborada do dia na China. A refeição principal deve incluir tofu com repolho; arroz frito com cebolas, alho e vegetais; vegetais fritos, arroz com vegetais e pele de tofu conhecido como *yuba* preparados ao modo *stir-fry*; ou um peixe feito no vapor ao alho e gengibre servido com arroz.

Dicas

- Use *hashis* para diminuir o ritmo da sua refeição.
- Adote uma abordagem filosófica à sua alimentação: pense antes de comer.
- Use os vegetais frescos da região como base da alimentação.
- Pense na carne como uma guarnição, não um prato principal.
- Tente substituir refrigerantes e bebidas com alto teor de cafeína por chá-verde.

CAPÍTULO 6

Suécia

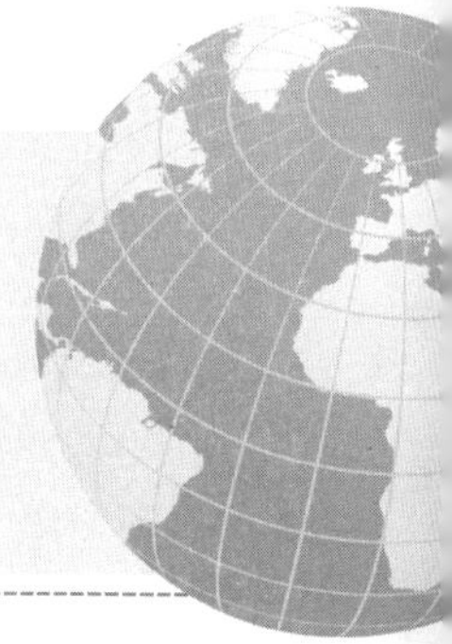

MÉDIA DE EXPECTATIVA DE VIDA DA POPULAÇÃO: 80,86 anos
PORCENTAGEM DE ADULTOS COM SOBREPESO: 44,9% dos homens; 54,5% das mulheres
PORCENTAGEM DE ADULTOS OBESOS: 11% dos homens; 11,8% das mulheres
CONSUMO DE CARNE POR PESSOA (2002): 76,1 quilos
COMPOSIÇÃO DA DIETA (PORCENTAGEM TOTAL DE NUTRIENTES):
Carboidratos: 51%
Proteína: 14%
Gordura: 35%

Os suecos não são apenas loiros e bonitos, eles também têm a décima maior expectativa de vida do mundo, de acordo com o *The World Factbook* da CIA. Embora o sistema de saúde da Suécia certamente tenha papel importante para o bem-estar desse povo escandinavo (o sistema de saúde público é responsável por quase 85% de todas as despesas médicas no país), os suecos também têm uma dieta e um estilo de vida invejável e saudável.[34] Apenas 27% dos suecos são considerados com sobrepeso e pouco menos de 12% são obesos, embora esses números tenham crescido na última década.

O que eles comem

Tradicionalmente a cozinha sueca tende a ser natural, saudável e prática, mais econômica do que elaborada. Dito isso, a cozinha sueca sempre foi muito receptiva à influência culinária do exterior. Nos séculos XVII e XVIII, a comida francesa teve uma influência na cozinha tradicional sueca, e hoje o sueco médio não come somente o típico arenque em conserva sueco, mas também sushi, *kebabs* e *falafel* (bolinho de grão-de-bico). Por causa do longo inverno do país, os suecos estruturam sua dieta anual baseada em laticínios, como iogurte e leite, pães integrais, e peixe, peixe, peixe.

O que vai nessa comida

Repolho: embora seja muito difícil encontrar vegetais frescos no clima frio da Suécia, eles comem muitos vegetais típicos do clima frio, como o repolho. O pepino também tem uma presença constante na mesa escandinava. Vegetais em conservas também são comuns, e raízes, especialmente batata, são servidas na maioria das refeições.

Laticínios: os suecos bebem uma grande quantidade de leite — na verdade, somente os finlandeses os superam — e têm uma alta ingestão de cálcio. O cálcio pode ajudar o corpo a mudar do modo armazenador para o modo "queimador" de gordura, fazendo com que a pessoa permaneça magra. Tanto as crianças quanto os adultos bebem frequentemente um copo de leite nas refeições, fazendo com que ele se torne a bebida de todas as gerações na hora das refeições.

Pão preto: frequentemente os suecos comem pão, mas dão preferência ao pão preto como o de centeio e o de centeio integral, que é muito mais saudável que o pão branco refinado que normalmente os norte-americanos comem. O pão sueco tem mais fibras na forma de aveia ou farelo de cereais.

Frutas vermelhas: embora frutas frescas sejam relativamente escassas na Suécia, os morangos e as *blueberries* aparecem em todo cardápio, em forma de geleias ou servidas frescas como sobremesa. As *blueberries* têm características anti-inflamatórias e antioxidantes que são úteis na luta contra doenças e atrasam o processo do envelhecimento.

Bebida preferida: café

Os suecos ficam em segundo lugar no consumo mundial de café, perdendo apenas para os finlandeses. Geralmente tomam a bebida no café da manhã, logo após o almoço e novamente no final da tarde.

PEIXE: a maior parte da Suécia é cercada por água, então faz sentido que os suecos comam muitos peixes oleosos que são saudáveis para o coração, como o salmão e o arenque. Gravlax, ou salmão curado, é comido com torradas sem fermento durante o dia. Enguia defumada, truta, peixe branco e lagostim também são bases populares da comida sueca.

A refeição sueca mais gostosa que já fiz, foi um almoço no Avalon Hotel, em Gotemburgo, onde o garçom me serviu arenque preparado de cinco modos diferentes (e todos igualmente deliciosos), acompanhados de repolho, que é rico em fibras e pobre em calorias. Lembro-me de ficar impressionado, e muito surpreso, pelo *chef* conseguir fazer tanto com um simples peixe.

BATATAS: porque as batatas crescem o ano todo até nos climas mais inóspitos, os suecos as comem em grandes quantidades. Almoço e jantar raramente são servidos sem um prato de batatas para acompanhar.

Modo de fazer

CURAR E DEFUMAR: os suecos curam o peixe para que dure por muitos meses. Defumar ajuda a manter os pescados frescos e saborosos por mais tempo. Tanto curar quanto defumar são ótimos métodos para preservar os alimentos saudáveis durante o inverno, quando a natureza pode não fornecer produtos frescos.

FAZER CONSERVA: os suecos fazem conserva de muitos alimentos para preservá-los durante o longo inverno. Alimentos fermentados (ou em conserva) contêm probióticos, que são ótimos para o sistema digestivo.

FERVER: os suecos fervem a maioria dos vegetais. Embora a fervura talvez não seja a maneira mais saborosa de preparar um alimento, ela faz o serviço sem nenhuma adição de gordura.

Óleo de cozinha preferido: margarina

A Suécia é o único país na Dieta Mundial onde a margarina, em vez do óleo, é usada frequentemente na cozinha. Os suecos consomem muito mais margarina do que manteiga — quase o dobro.

Como eles comem

ELES PRATICAM O *LAGOM*

Em sueco, *lagom* significa "o bastante; o suficiente", um princípio frequentemente aplicado ao momento da refeição. Os suecos comem até que estejam satisfeitos, mas não "cheios".

ELES TIRAM A PARTE DE CIMA DO SANDUÍCHE

O jeito escandinavo tradicional de fazer um sanduíche é usar apenas uma fatia de pão. O típico sanduíche de uma metade dá mais ênfase aos recheios de peixe e vegetais do que ao pão.

ELES VALORIZAM A VARIEDADE

Da mesma maneira que os suecos gostam de comidas de toda parte do mundo, eles também gostam de comer muitos pratos em uma refeição. Os aperitivos são uma invenção sueca. Nos feriados comemorativos eles celebram com uma variedade de pratos quentes e frios, numa grande mesa em estilo *buffet*.

Como eles queimam essa comida

Atividades físicas o ano todo é um componente-chave da magreza sueca. Não importa qual seja a temperatura lá fora (e com muita frequência ela é fria), os suecos dão um jeito de se manter em forma. Eles adoram grandes atividades ao ar livre, mesmo em temperaturas abaixo de zero. A caminhada nórdica, que começou na Finlândia, se tornou uma febre também na Suécia. Ela consiste em caminhar com grandes bastões, o que auxilia a desenvolver os músculos abdominais. Cada passo queima 20% mais calorias do que quando se anda sem os bastões. Quase metade dos suecos adultos pertence a alguma agremiação esportiva ou academia. Por último, mas não menos importante, muitas pessoas vão a pé ou de bicicleta para o trabalho porque a gasolina é muito cara na Suécia.

Cardápio

CAFÉ DA MANHÃ: um sueco pode começar o dia com um mingau, leite fermentado ou um iogurte, ou algum tipo de peixe em conserva. Um café da manhã numa ocasião especial pode incluir panquecas de *lingenberry* (a versão sueca de *cranberry*).

ALMOÇO: os suecos geralmente fazem uma refeição completa, que provavelmente conterá batatas cozidas ou panquecas de batatas, arenque em conserva e sopa de ervilhas. Eles também podem incluir rolinhos de repolho ou uma sopa de raiz, especialmente no inverno.

JANTAR: nessa refeição um sueco talvez aprecie um saudável prato da tradicional almôndega sueca ou, dependendo da estação, bolinho de carne com batata ou um prato leve de lagostim.

LANCHE: geralmente os suecos fazem um pequeno lanche entre as refeições, que pode ser um sanduíche de uma só fatia de pão ou um pedaço de fruta.

Dicas

- Faça exercícios ao ar livre, não importa a temperatura lá fora. Faça da malhação um estilo de vida.
- Aproveite ao máximo os recursos naturais da sua região, mesmo que você more em um clima frio.
- Reduza a quantidade de pão nos seus sanduíches. Remover a parte de cima do sanduíche é uma forma fácil de cortar pela metade sua ingestão de pão.
- Coma até que se sinta satisfeito, não até se sentir estufado.
- Produtos derivados do leite são bons! Opte pelas versões com baixo teor de gordura ou totalmente sem gordura. Se você tem intolerância a laticínios, tente produtos sem lactose.

CAPÍTULO 7

França

MÉDIA DE EXPECTATIVA DE VIDA DA POPULAÇÃO: 80,98 anos
PORCENTAGEM DE ADULTOS COM SOBREPESO: 34,7% dos homens; 45,6% das mulheres
PORCENTAGEM DE ADULTOS OBESOS: 6,6% dos homens; 7,8% das mulheres
CONSUMO DE CARNE POR PESSOA (2002): 101,1 quilos
COMPOSIÇÃO DA DIETA (PORCENTAGEM TOTAL DE NUTRIENTES):
Carboidratos: 47%
Proteína: 14%
Gordura: 39%

Croissants amanteigados, *foie gras*, queijos pastosos, iogurtes com alto teor de gordura, tortas pesadas, chocolates e vinho no jantar todas as noites — como os franceses podem, ceder a todas as comidas que fazem mal à saúde e ainda manter o corpo esbelto?

Notadamente, apesar da astronômica quantidade de gordura das suas comidas, a França tem uma taxa de obesidade muito menor do que a dos Estados Unidos: 9,5%, contra nossos 33%. Também tem uma expectativa de vida impressionante: 77,7 anos para os homens e 84,2 anos para as mulheres. Embora determinadas influências exteriores contribuam para essa estatística invejável — incluindo o sistema de saúde francês, classificado entre os melhores do mundo — a França também tem alguns segredos que fazem seu povo permanecer magro e saudável.

O que eles comem

A França tem um grande orgulho do seu *joie de vivre*: ter prazer nas coisas finas da vida, especialmente na comida. Não existem pratos proibidos na cozinha francesa, mesmo que sejam ricos em gordura. Na verdade, o francês come qualquer coisa e tudo que ele quiser — com moderação. A ênfase na qualidade sobre a quantidade é a base da filosofia culinária francesa. Preferem fartar-se com pequenas quantidades de comida pesada em vez de se satisfazer com calorias vazias. Mesmo que os ingredientes sejam ricos em gorduras, as porções são consistentemente pequenas. Comidas *diet*, com pouca ou nenhuma gordura, são excluídas de tudo o que os franceses gostam de ter no jantar.

Para os franceses, o fundamento é comer o que você quiser — apenas tenha certeza que você vai desfrutar da comida. Tratam cada refeição como um evento especial, uma pequena pausa na monotonia. Raramente os franceses fazem lanchinhos, em vez disso eles guardam seu apetite para o evento principal. A atitude dos franceses em relação ao vinho é semelhante. Embora gostem de tomar vinho tinto — que diminui o risco das doenças cardiovasculares — praticamente todas as noites, têm a tendência de tomar vinho somente com as refeições e raramente se excedem.

O que vai nessa comida

Ovos: o francês faz omelete nos jantares informais e frequentemente comem ovos cozidos com maionese como acompanhamento no almoço. Os ovos também são incorporados a molhos holandeses e outros.

Alho-poró: da mesma família das cebolas e do alho (ingredientes frequentes na cozinha francesa), é usado para fazer *vichyssoise* (creme de batata e alho-poró) e outros pratos. O francês aprecia alho-poró não apenas pelo sabor, mas também pelas suas propriedades diuréticas. As chalotas também entram frequentemente na cozinha francesa.

Outros vegetais: uma carne acompanhada de dois vegetais é o típico prato principal francês. Abobrinha, berinjela, ervilha, aspargos, vagem, cenoura, batata e uma variedade enorme de cogumelos estão entre as muitas opções que um *chef* francês pode escolher. Uma vez que os franceses compram os vegetais em feiras livres, a seleção depende da estação. As saladas têm presença constante na culinária francesa. Geralmente são servidas após as refeições e podem incluir endívias e erva-doce.

Bebida preferida: água

Os franceses são famosos por beberem vinho tinto, mas existe outra bebida tradicional que os mantém em forma e saudáveis: a água. Servir água mineral durante as refeições é comum na França. Hidratar-se enquanto comem é uma boa estratégia para se satisfazer mais rápido.

Iogurte: os franceses adoram laticínios (e isso inclui manteiga) e frequentemente consomem muito iogurte depois das refeições em vez de sobremesa. Iogurte é uma fonte de culturas probióticas ativas — a "boa" bactéria que o nosso sistema imunológico precisa para permanecer saudável. Como o leite, o iogurte tem alto teor de cálcio, vitamina B12 e B2, potássio e magnésio. Embora produtos com baixo teor de gordura e laticínios desnatados tenham invadido a cozinha francesa nos últimos anos, o francês prefere o bom e velho iogurte e leite ricos em gordura. A chave, como tudo que se refere à comida francesa, é controlar as porções. Para os franceses a principal preocupação é a quantidade, não o teor de gordura.

Mexilhão: o francês adora todo tipo de fruto do mar — de lula e trutas a sardinhas enlatadas. Mas nenhum prato tipifica melhor a ênfase francesa na simplicidade e no frescor como o *moules marinières*: um prato simples de marisco com alho, cebola, salsinha e vinho branco.

Ervas e condimentos: a cozinha francesa é conhecida pelo sabor suave. Os temperos mais comuns nessa cozinha são alecrim, estragão, manjerona, sálvia e tomilho. Os temperos franceses mais famosos são as ervas da Provença, uma mistura de ervas como o alecrim, manjerona, manjericão, aipo, tomilho e alfazema. Você pode encontrá-las na maioria dos mercados. *Fleur de sel* [flor de sal] é o famoso sal marinho usado no país.

Carne de boi e aves: um belo prato de carne é frequentemente o centro da refeição principal do dia na França: *foie gras*, frango, carne de boi, cordeiro — o que aparecer no prato (pode ser qualquer coisa). Mas mesmo que algumas dessas carnes não sejam gordas, a refeição contará com uma pequena porção, com vários acompanhamentos.

Óleo de cozinha preferido: manteiga

Os franceses não têm medo de cozinhar com manteiga — que obstrui as artérias — em vez de óleo. Essa audácia combina perfeitamente com a sua cultura de ser contra a dieta: coma o que quiser, com moderação. Embora cozinhem diariamente com manteiga, provavelmente não comerão uma grande quantidade de pão com manteiga antes do jantar ser servido.

Modo de fazer

Os franceses têm orgulho da sua arte de cozinhar e não aceitam simplificações. Além das técnicas abaixo, grelhar, assar e flambar são práticas comumente usadas na cozinha francesa.

Assar e tostar: o francês usa o fogo seco do forno para preparar inúmeros pratos de carne. Assam carne descoberta em altas temperaturas, reduzindo o calor gradualmente durante o tempo de cozimento.

Estufado: os franceses usam caldos aromatizados com vinho, carne ou vegetais para preparar muitos de seus alimentos. Isso adiciona cor ao prato sem gordura desnecessária.

FRITAR À FRANCESA: os franceses fritam os alimentos, mas não imerso em óleo, como talvez associemos às nossas batatas fritas. Em vez disso, fritam rapidamente em pouco óleo numa frigideira e normalmente usam azeite ou outro óleo que seja pobre em gordura saturada. Pelo fato de nunca fritarem os alimentos na banha do porco ou em óleos com alto teor de gordura saturada, a versão francesa de fritura na verdade se parece bastante com a técnica de saltear os alimentos.

Como eles comem

ELES TÊM UMA ATITUDE SAUDÁVEL EM RELAÇÃO À COMIDA

Como os franceses podem se permitir ingerir alimentos pesados e ainda permanecer tão esbeltos e com um coração saudável? Mireille Guiliano, autora de *Mulheres francesas não engordam*, resume a atitude francesa em relação à comida. O francês comem por prazer e com moderação.

O francês acredita que a privação leva ao desequilíbrio e a uma preocupação doentia com a comida. Em vez de morrer de fome um dia inteiro e se empanturrar no outro, comem pequenas porções de uma grande gama de alimentos 365 dias ao ano. Também evitam alimentos dietéticos "falsos", preferindo pequenas quantidades de comida com alto teor de gordura a grandes quantidades de comida com baixo teor de gordura (mas não sem calorias).

ELES ESTRUTURAM SUAS REFEIÇÕES

Para prolongar o prazer de comer, o francês divide as refeições em vários pratos. O jantar frequentemente consiste de quatro pratos e dura de duas a três horas: as famílias ainda jantam juntas como faziam há 50 anos. Um jantar típico consiste de uma entrada (talvez vegetais crus), um prato principal, uma salada, um tipo de queijo e uma pequena sobremesa. O francês também faz questão de comer em uma mesa bem posta (em vez de comer em frente à TV com uma bandeja), com uma bela toalha de mesa, guardanapos de pano e porcelana.

Essa ênfase na estrutura e cerimônia também se aplica ao horário das refeições na França. As pessoas tentam comer aproximadamente no mesmo horário todos os dias e não incentivam qualquer atividade que ameace estragar o prazer das suas refeições.

Eles comem vagarosamente

Apesar da explosão das redes de *fast food* na França nas últimas décadas, o francês ainda acredita que a comida deve ser desfrutada em uma mesa de jantar e sem nenhuma distração (a maioria dos carros franceses não possui porta-copo porque para eles é um sacrilégio tomar café enquanto dirigem). Sendo assim, apesar de muitas refeições francesas possuírem um alto teor de gordura, seu método de se alimentar vagarosamente significa menor consumo de calorias do que os americanos. Para mim, o ritmo da refeição exemplifica tudo o que há de bom na cozinha francesa. Nunca me esquecerei de um café da manhã que tomei num verão no sul da França, em Juan-les-Pins. O cardápio consistia em café com leite, uma baguete tostada, queijo brie e alguns tipos de geleia — durou duas horas e meia! Em vez de devorar a comida, me concentrei em ver as pessoas, ler e aproveitar o sol. Foi uma das refeições mais agradáveis da minha vida. Apesar da simplicidade da comida, a caloria ingerida por minuto era muito menor do que a média norte-americana em um café da manhã.

Permissão com moderação

Qualidade acima da quantidade é o nome do jogo. O tamanho das porções nos restaurantes norte-americanos são muito maiores do que nos restaurantes franceses — de acordo com um estudo que comparou os restaurantes de Paris e Filadélfia. E os buffets, especialmente aqueles em que você pode comer uma variedade de alimentos, são virtualmente desconhecidos em Paris. Nas casas francesas, as pessoas também comem pequenas porções de alimentos ricos em gordura.

Como eles queimam essa comida

O que parece uma falta de eficiência no cotidiano pode, na verdade, torná-lo mais saudável a longo prazo, por exemplo, fazer compras nos mercados todos os dias no caminho de volta para casa. Caminhar todos os dias para o mercado vai garantir que pelo menos você se exercite um pouco. Essa tradição também ajuda a não fazer lanches quando aqueles desejos da madrugada aparecem. Os franceses compram quando estão precisando de alimento; eles não abastecem, de uma vez, a despensa para muitos meses. Por fazerem compras tão frequentemente, compram frutas frescas, vegetais e outros produtos perecíveis e tentam não fazer compras quando estão com fome. Também, como em muitos dos países da Dieta dos Países Magros, os franceses dependem menos dos seus carros do que os norte-americanos — andam a pé, de bicicleta ou usam o transporte público para ir ao trabalho diariamente.

Cardápio

Café da manhã: um típico francês come no café da manhã um brioche ou *croissant* com manteiga ou geleia, e café com leite ou chocolate quente.

Almoço: em uma pesquisa que analisou os hábitos alimentares de 50 operários de Paris e Boston, os participantes franceses consumiram 60% das calorias diárias antes das 14 horas.[35] Nos finais de semana e ocasiões especiais, os franceses podem fazer um jantar elaborado e com muitos pratos; nos outros dias, o almoço é a refeição mais importante do dia. Num dia de semana cheio, um francês pode fazer um almoço simples com *salade niçoise* (uma salada colorida clássica francesa, tão completa que pode ser servida como prato principal) acompanhada de sopa de cebola, *ratatouille*, ou presunto, queijo e tomate em uma baguete tostada. Água mineral normalmente é a única bebida que os franceses tomam no almoço.

Jantar: durante a semana o jantar tende a ser mais leve e de fácil digestão. Em ocasiões especiais é dividido em diversos pratos distintos. Pode começar com uma sopa de cebola, seguido por um prato principal de pato ao vinho com vagens e batatas. Uma salada verde é geralmente servida após o prato principal. A refeição pode terminar com um prato de queijo e/ou uma sobremesa.

Dicas

- Escolha cuidadosamente suas refeições e coma todos os dias aproximadamente no mesmo horário.
- Preze pela qualidade acima da quantidade.
- Preocupe-se menos com o teor calórico e gorduroso das suas refeições e mais com a quantidade que você come.
- A chave francesa do sucesso é tudo com moderação.
- Caminhe diariamente.
- Faça supermercado conforme a sua necessidade, priorizando alimentos frescos e da estação. Coma uma variedade de frutas regionais e vegetais durante o ano inteiro.
- Aprecie o momento: desde os sabores, aroma e decoração da sua comida até a companhia de quem faz a refeição com você. Alimente-se com calma e aproveite!

CAPÍTULO 8

Itália

MÉDIA DE EXPECTATIVA DE VIDA DA POPULAÇÃO: 80,20 anos
PORCENTAGEM DE ADULTOS COM SOBREPESO: 38,3% dos homens; 52,7% das mulheres
PORCENTAGEM DE ADULTOS OBESOS: 12,6% dos homens; 12,9% das mulheres
CONSUMO DE CARNE POR PESSOA (2002): 90,4 quilos
COMPOSIÇÃO DA DIETA (PORCENTAGEM TOTAL DE NUTRIENTES):
Carboidratos: 51%
Proteína: 13%
Gordura: 36%

De acordo com um relatório da Organização Mundial de Saúde, os homens que vivem nas montanhas ao norte da Itália têm a maior expectativa de vida do mundo, excedendo, em média, os 80 anos — que são cinco anos mais do que um americano médio vive. Os italianos também têm um índice relativamente baixo de obesidade, somente 10,2% da população foi considerada obesa em 2006 (embora em 1994 esse índice fosse de 7%).[36]

O que eles comem

Como os italianos conseguem permanecer em uma excelente condição enquanto fartam-se de enormes pratos de massa e pizzas gordurosas de *pepperoni*? A resposta é: eles não conseguem. A comida italiana é uma das cozinhas étnicas mais populares nos Estados Unidos, porém o que a maioria dos norte-americanos considera uma comida italiana "típica" se parece muito pouco com a comida que se come na Itália. Pizza, raviόli, lasanha, espaguete e almôndegas, *fetuccine* Alfredo — alguns dos pratos "italianos" mais populares nos Estados Unidos — foram americanizados e ficaram irreconhecíveis.

Como outras cozinhas na região do Mediterrâneo, a tradicional dieta italiana é rica em frutas e vegetais, grãos, feijões, nozes, sementes, proteína magra (peixe e aves), uma pequena quantidade de laticínios e um pouco de vinho. Os italianos valorizam alimentos regionais e frescos e sabores descomplicados. Como os povos dos países vizinhos, os italianos extraem a maioria da gordura de fontes não saturadas e saudáveis como o azeite de oliva, e não de quantidades de carne e queijo, que desempenham um papel importante em muitos pratos italianos americanizados.

Realmente os italianos gostam muito de massa, mas quase nunca ela é o prato principal de uma refeição. Geralmente é servida em pequeninos pratos entre a salada e a carne. Os molhos servidos com as massas italianas têm muito pouco em comum com os molhos de carne pesados ou com os cremes viscosos que encontramos nas massas servidas nos Estados Unidos. Em vez disso, as pastas com molho na Itália tendem a ter como base o tomate e vegetais. Enquanto a pizza nos Estados Unidos é frequentemente preparada em uma massa de crostas grossas cheias de queijo, no sul da Itália, local em que a pizza tem uma presença marcante, ela é geralmente feita de uma massa fina coberta de tomates e vegetais, e com um pouco de queijo polvilhado.

O que vai nessa comida

TOMATES: os italianos consomem mais tomates do que qualquer outro povo no mundo, mas nunca compram molhos de tomate prontos. Os molhos de tomate italianos — como a maioria dos ingredientes da sua cozinha — são simples e frescos. Os tomates são uma fonte concentrada de muitos nutrientes.

Os tomates são ricos em vitaminas A, C e K, e também uma das poucas fontes de licopeno, um antioxidante poderoso que serve para proteger as células dos danos do oxigênio e reduzir o risco de doenças cardiovasculares. O licopeno ajuda na luta contra quase todas as formas de câncer, incluindo os de colo retal, próstata, mama, endométrio, pulmão e pâncreas. Tomate cozido tem mais licopeno que o cru; e o azeite de oliva, alho e manjericão — três ingredientes de base e essenciais no molho marinara — podem intensificar a absorção do licopeno.

MASSA: ao contrário da crença popular, a massa pode ser muito saudável, especialmente quando é feita em casa. É uma fonte de tiamina, ácido fólico, ferro, riboflavina e niacina. Apenas tenha cuidado quanto à quantidade de massa que você come e do que você coloca sobre ela. Os italianos comem massa em pequena quantidade, como um acompanhamento.

ORÉGANO E MANJERICÃO: para eliminar o sabor da gordura — e estimular numerosas propriedades saudáveis — os italianos colocam em seus pratos uma enorme variedade de ervas e condimentos, especialmente manjericão e orégano, ervas repletas de antioxidantes. Além disso, o orégano contém timol e carvacrol, dois agentes antimicrobianos que reduzem a infecção. O manjericão, o sabor principal no molho pesto, contém flavonoides que protegem as células e os cromossomos dos perigos da radiação e do oxigênio.

VINAGRE BALSÂMICO: o melhor vinagre balsâmico do mundo é feito em Modena, no norte da Itália, e os italianos de todas as partes do país usam esse vinagre para acrescentar um toque doce sem calorias extras aos pratos. O vinagre balsâmico também traz alguns benefícios importantes para a saúde. Ele pode ajudar a reduzir seu apetite, estimular a produção de enzimas digestivas que aceleram o metabolismo e até mesmo fortalecer os ossos.

Em Roma

Quando penso em uma "típica comida italiana", inevitavelmente me lembro de um jantar que tive quando trabalhava na costa sudeste da Itália, em Brindisi. A refeição consistia de um prato simples e light: *zuppa di pesce* (sopa de peixe) — tradicional sopa camponesa, feita com vários frutos do mar em um caldo aromático e servida com torradas. Essa sopa tinha mariscos, ostras, mexilhões, lula, camarão e outros peixes da costa. Não consigo descrever como aquele prato estava delicioso. Quando terminei, estava satisfeito — tanto no que diz respeito ao estômago quanto ao espírito.

LEGUMES: feijões e legumes — especialmente feijão-branco (feijões-vermelhos), vagens e grão-de-bico — são bases da cozinha tradicional italiana e são usados em sopas, saladas, risotos e massas. Os feijões são uma fonte de proteína sem gordura, fibras solúveis e vitamina B.

ALCACHOFRA: é um vegetal extremamente versátil que pode ser recheado, cozido no vapor ou transformado em um delicioso molho — não apenas mergulhado na manteiga derretida à maneira que os americanos gostam. A alcachofra é rica em magnésio, ácido fólico, fibras e vitamina C.

Bebida preferida: *espresso*

Milhões de italianos tomam um *espresso* pela manhã. Por causa da maneira como é feito, um *espresso* pode conter duas ou três vezes a quantidade de antioxidantes saudáveis que um café preparado por outro método de fervura. Ao contrário de um Frappuccino da Starbucks, que pode conter até 800 calorias (isso é tanta caloria quanto três hambúrgueres do McDonald's!), um *espresso* não tem caloria alguma.[37] O *espresso* pode ser servido em muitos diferentes tipos, como o espresso regular, o *macchiato*, o *cappuccino* ou o *latte* — dependendo da quantidade de leite. Um *espresso* não leva leite e o *latte* tem muito leite. O *espresso* também tem um terço da cafeína do café americano normal. Então você pode tomar mais do que um por dia.

Os italianos também tomam regularmente um copo de vinho tinto regional e um copo de água com gás no jantar.

LIMÕES: são usados no sul da Itália em todo tipo de prato, onde crescem em abundância. Os cozinheiros italianos também usam limões em molhos de salada e para dar sabor à carne e ao peixe. São ricos em vitamina C — essencial para manter o sistema imunológico forte.

FRUTAS: uma pequena tigela de *fighi e albicocche* [figo e damasco] é uma sobremesa comum na Itália. Os italianos do sul do país frequentemente terminam suas refeições com um delicioso sorvete de limão fresco. Refrigerantes, balas e outro tipo de comida de má qualidade entraram na cultura italiana apenas nos últimos anos.

Óleo de cozinha preferido: azeite de oliva

Os italianos consomem um grande volume de azeite de oliva, que diminui o colesterol e protege contra as doenças do coração. Porém, embora o azeite de oliva seja uma fonte relativamente saudável de gordura não saturada, é caloricamente denso e os italianos tomam cuidado para não exagerar no seu uso. Nos restaurantes italianos norte-americanos, o garçom lhe oferecerá um pratinho com azeite para você mergulhar o pão. Essa prática é muito menos comum na Itália.

Modo de fazer

Grelhar e escaldar são as maneiras mais comuns de preparar alimentos na Itália. Como muitas outras coisas na cozinha italiana, essas técnicas são simples e saudáveis. Saltear, assar e cozinhar no vapor também são comuns.

Como eles comem

ELES SABOREIAM *LA DOLCE VITA*

Os italianos aproveitam *la dolce vita* — literalmente, "vida doce" — o que contribui para sua saúde e longevidade. Os norte-americanos podem pensar que a comida italiana é generosa e pesada, mas essa concepção está errada. Na verdade os italianos têm apenas uma grande refeição durante a semana e geralmente é o almoço de domingo. Nos outros dias da semana realmente gastam um bom tempo nas refeições, mas não por ficar comendo o tempo todo.

Os italianos gostam de passar um longo tempo à mesa, frequentemente estendendo pequenas refeições em três ou quatro pratos separados. É costume passear um pouco antes e depois da refeição, aproveitando o ar fresco e o prazer da comida o maior tempo possível. Por que acelerar o prazer do ritual do jantar, uma das maiores alegrias que a vida oferece?

Você sabia que essa falta de pressa ao comer pode fazer mais do que aumentar o prazer da vida? Talvez ela possa beneficiar a sua cintura também. Uma recente pesquisa japonesa, publicada no *British Medical Journal*, mostrou que comer rapidamente até ficar satisfeito pode mais que triplicar o risco da pessoa ficar com sobrepeso.[38]

Longas refeições são apenas um aspecto do famoso estilo de vida caracterizado pelo baixo estresse dos italianos. Raramente trabalham mais que 40 horas semanais e são o povo europeu que mais gasta dinheiro nas férias.

Dia livre na semana

Geralmente de segunda a sábado os italianos comem modestas porções saudáveis. Domingo é considerado nacionalmente o "dia livre", o dia da semana quando se permitem refeições pesadas e comem até sentirem-se satisfeitos. Não é coincidência que o almoço de domingo é também o mais longo da semana, às vezes dura até cinco horas.

Durante o restante da semana, os italianos se atêm a pequenas porções, geralmente servidas em muitos pratos. Eles também comem um pequeno lanche entre o café da manhã e o almoço. Isso mantém o seu nível de açúcar relativamente estável e desencoraja o descontrole.

Os italianos têm a tendência de carregar na salada e pegar leve na massa. Na Itália, a massa geralmente é um pequeno prato entre a salada e o prato principal. Muito frequentemente é servida com um molho leve de tomate ou um pouco de azeite. Os italianos também comem salada duas vezes ao dia. Ao se satisfazerem de salada no início das refeições, eles são menos propensos a se exceder quando os pratos de massa chegam à mesa.

Eles passam as tradições da cozinha de geração em geração

Comer é um acontecimento entre gerações na Itália. Em um típico almoço de domingo, avós, pais e crianças comem todos juntos. Mas não é apenas o sentar à mesa que envolve toda a família, é também o preparo da comida. Passar as técnicas de cozinha de uma geração para a outra é uma sequência lógica da ênfase italiana na comida e na família. Os filhos pequenos aprendem em primeira mão como cozinhar passando o tempo na cozinha com seus pais e avós.

Como nós deduzimos errado

Frango à parmegiana é um exemplo perfeito de especialidade "italiana" que entope as artérias, mas que na verdade nasceu nos Estados Unidos. Esse prato de filé de frango embebido em molho marinara, empanado e frito, coberto com mussarela derretida, supostamente foi visto pela primeira vez em Nova York ou Nova Jersey, nos anos 1930 — uma invenção de imigrantes italianos da Nápoles. Mas não espere encontrar frango à parmegiana em um cardápio na Itália. Pelo menos dois ingredientes principais do prato — a combinação de carne com molho de tomate e a grande quantidade de mussarela — não seriam absolutamente familiares à maioria dos italianos.

Como eles queimam essa comida

Antes e depois da hora do jantar, você encontrará os italianos passeando tranquilamente pela cidade, parando para conversar com os vizinhos e olhando as vitrines das lojas. Avós passeiam com seus netos e maridos com suas esposas. Essa tradição, conhecida como *passeggiata*, é um exemplo clássico da arte italiana de aproveitar a vida. Essas marchas noturnas relaxantes são, antes de mais nada, eventos sociais, mas também são uma ótima maneira de facilitar a digestão e fazer um pouco de exercício leve antes de ir para a cama.

Outra atividade que queima gorduras praticada por toda a Itália é ir a pé ao mercado. Em vez de pegar o carro e ir ao supermercado e se abastecer para uma semana, os italianos tipicamente caminham até o mercado da vizinhança e compram o que está mais fresco, deixando que os vegetais mais bonitos determinem o cardápio da noite. Lembre-se, conveniência não é a prioridade. Os italianos geralmente desprezam comidas congeladas e pré-cozidas.

Finalmente, como muitos outros europeus, os italianos são loucos por futebol. Desde muito cedo as crianças italianas já estão jogando futebol e continuam jogando por toda a adolescência. Em muitos casos, sua paixão por jogar esse esporte de alto impacto continua pela fase adulta.

Cardápio

CAFÉ DA MANHÃ: na Itália é bastante simples, consistindo de *espresso* e um cereal, ou um pão francês, ou uma pequena tigela de iogurte.

LANCHE DAS 11 HORAS: essa refeição geralmente é feita com um *cappuccino* (*espresso* com leite, *nunca* com chantili nem meio a meio leite e creme), iogurte ou fruta. É importante notar que embora os italianos façam, tipicamente, um lanche no meio da manhã, eles nunca comem depois do jantar. Eles acreditam que a comida deve ser digerida antes de dormir.

ALMOÇO: geralmente é dividido em dois pratos pequenos, como um pequeno prato de massa seguido de um pequeno pedaço de peixe ou frango com vegetais.

JANTAR: tradicionalmente é a refeição mais longa do dia e é servido relativamente cedo no início da noite (cedo para os padrões europeus) para permitir a digestão apropriada antes de se deitarem. Para prolongar o prazer de jantar, os italianos estendem a refeição em vários pratos: uma pequena salada, massa com um molho de tomate ou de vegetais, uma pequena porção de peixe ou carne, vegetais e frutas para sobremesa.

Dicas

- Comece o dia com uma dose estimulante de *espresso.*
- Gaste tempo com as refeições: saboreie a cerimônia. Comer deveria ser uma arte e um prazer.
- Coma muito grão integral e vegetais frescos da região.
- Caminhe antes e depois das refeições.
- Aproveite um dia livre na semana. Depois de seis dias de disciplina é permitido se deliciar no domingo.

CAPÍTULO 9

Espanha

MÉDIA DE EXPECTATIVA DE VIDA DA POPULAÇÃO: 80,05 anos

PORCENTAGEM DE ADULTOS COM SOBREPESO: 47,8% dos homens; 55,8% das mulheres

PORCENTAGEM DE ADULTOS OBESOS: 15,8% dos homens; 15,6% das mulheres

CONSUMO DE CARNE POR PESSOA (2002): 118,6 quilos

COMPOSIÇÃO DA DIETA (PORCENTAGEM TOTAL DE NUTRIENTES):

Carboidratos: 47%
Proteína: 14%
Gordura: 39%

A Espanha teve influência de muitas culturas diferentes. Sua população na Antiguidade era composta por gregos, romanos, judeus e norte-africanos. Hoje, a tradição diversa da culinária espanhola reflete a longa e multicultural história do país: a Espanha pratica a técnica de combinar e ganhar há séculos!

Apesar da alimentação rica e boa que os espanhóis comem (queijo manchego e porco curado) são incrivelmente magros: o índice de obesidade no país é de aproximadamente 15%. Estão entre os povos com mais longevidade do mundo.

O que eles comem

Embora a Espanha nunca faça restrição a alimentos com alto teor de gordura ou vinho, sua dieta gira em torno de uma base saudável da região: frutas cítricas, vegetais, legumes, alho e amêndoas. Não nos esqueçamos do essencialíssimo alimento espanhol: azeite de oliva, o centro da tradicional dieta espanhola mediterrânea de baixa caloria e rica em fibras. A Espanha é a principal produtora de azeite de oliva no mundo, responsável por mais do que um terço do fornecimento mundial.

A comida espanhola tende a ser extremamente simples — improvisada e baseada nos alimentos da região. A cozinha espanhola é produto de ingredientes frescos da região e traz receitas descomplicadas. Os espanhóis também se beneficiam de um estilo de vida relativamente calmo e uma atitude saudável invejável em relação à alimentação. Uma pessoa que visita a Espanha pela primeira vez perceberá como os habitantes demoram horas nos bares de *tapas*, ou levam uma tarde toda nos almoços de domingo.

O que vai nessa comida

ALHO: esse ingrediente pequenino, mas picante, é usado de forma ilimitada na cozinha espanhola — é o número dois, após o azeite de oliva. Um dos molhos espanhóis mais populares, *aïoli*, é a combinação desses dois ingredientes que estão presentes em toda parte — uma mistura de alho amassado e azeite de oliva. O espanhol coloca o alho em quase todas as receitas: há sopa de alho, camarão ao alho, pão de alho, frango ao alho — é impossível enumerar as deliciosas receitas que levam esse ingrediente. Não é possível errar se fizer uso do alho: ele tem uma propriedade antibacteriana que nos previne das infecções, destroi os coágulos de sangue prejudiciais à nossa saúde e pode diminuir a pressão do sangue e reduzir o risco de enfartos e derrame cerebral.

AÇAFRÃO: é o condimento mais caro do mundo, mas um pouquinho já é suficiente. Os espanhóis amam açafrão, que dá a seu prato nacional, *paella*, a sua cor amarelada e brilhante característica. O açafrão, que é vendido em fios, acrescenta um sabor delicado aos alimentos. Também ajuda a combater tumores e reverter os efeitos dos danos cerebrais causados pela ingestão do álcool.

Bebida preferida: vinho tinto

Da mesma maneira que os italianos e franceses, os espanhóis tipicamente gostam de uma taça de vinho no jantar. Na Espanha, o vinho basicamente é tomado como um acompanhamento à refeição — uma extensão da alegria que os espanhóis têm em jantar juntos.

Amêndoas: crescem em toda a Andaluzia, região do sul da Espanha, aparecem em nógados e macarrons (bolinhos de farinha, amêndoas e açúcar). Geralmente não recomendo nozes como uma fonte de proteína porque contêm um alto teor de gordura, derivando mais do que três quartos da sua caloria da gordura. Entretanto, as amêndoas possuem mais proteínas do que qualquer noz e muitos nutrientes — manganês, magnésio, vitamina E, ácido fólico, entre outros — e, segundo se tem comprovado, ajudam a diminuir o risco de doenças coronárias. As amêndoas também contêm vitamina B17 ou amigdalina, que tem contribui para prevenir o câncer. A amêndoa, como guarnição, pode ser uma alternativa saudável à manteiga, mas é importante lembrar que reúne aproximadamente 80% de gordura.

Frutas cítricas: belas frutas cítricas — laranjas, laranjas sanguíneas e clementinas — são produzidas no sul da Espanha. Os espanhóis regularmente cozinham com frutas cítricas: enfeitam as lagostas com laranja e misturam clementinas nas saladas. Nas sobremesas servem laranjas sanguíneas ao vinho tinto. Outra fruta nativa bem popular na Espanha é a romã, que tem propriedades antioxidantes.

Feijões e legumes: nenhuma despensa espanhola está completa sem uma vasta seleção de feijões secos, que são bem baratos e fornecem uma fonte densa de proteína vegetal livre de gordura. Os feijões têm muitas variedades e os espanhóis não enjoam deles.

Os garbanzos (nome espanhol para grão-de-bico) são populares em toda a região do Mediterrâneo, do Oriente Médio à Itália. Eles são uma grande fonte de fibra que pode ajudar a diminuir o colesterol. Também podem impedir que os níveis de açúcar no sangue subam rapidamente após uma refeição, paralisando a liberação da insulina e estabilizando o processo metabólico do corpo.

O feijão-de-lima e a fava também têm presença marcante na mesa espanhola. Lentilha ensopada é um prato padrão na Espanha, e as refeições nos restaurantes frequentemente começam com ela.

Óleo de cozinha preferido: azeite de oliva

Como outras culturas na região do Mediterrâneo, os espanhóis usam azeite de oliva em absolutamente tudo, e em todas as fases da refeição. Eles o usam para cozinhar, temperar e até para ser usado como patê. Então os espanhóis devem ter muita gordura sobrando para fora das calças, certo? Nem tanto.

O azeite de oliva, a principal fonte de gordura na dieta mediterrânea, é na verdade uma dos melhores alimentos que você pode comer. Pesquisas mostraram que os consumidores frequentes de azeite de oliva têm um menor risco de contrair doenças coronárias, câncer de mama, osteoporose e artrite reumatoide.

Isso porque o azeite de oliva, que os espanhóis chamam de "ouro líquido", é rico em gordura não saturada, que aumenta o seu colesterol bom (HDL) e diminui o seu colesterol ruim (LDL). O azeite de oliva também contém antioxidantes anti-inflamatórios que podem proteger suas artérias — boa razão para o baixo índice de doenças cardíacas dos espanhóis.

FRUTOS DO MAR: a maior parte da Península Ibérica é banhada por água, e é lógico que os frutos do mar sejam proeminentes na dieta espanhola. Nos mercados de peixes espanhóis — famosos no mundo inteiro — você pode comprar todo tipo de fruto do mar. Truta, camarão, caranguejo, lula, mexilhão e lagostas são cozidos, geralmente em suco de limão e um pouco de azeite de oliva, e depois servidos com molho de alho ou de tomate.

PRESUNTO: porcos selvagens da Ibéria, que se alimentam de bolotas — um fruto produzido pela azinheira—, produzem o que muitos consideram o melhor presunto do mundo: presunto ibérico, embora raramente um prato principal, condimenta uma grande variedade de comidas. Chouriço — porco curado e salgado — acentua o sabor de muitos pratos. Embora tanto o chouriço quanto o presunto sejam usados em sopas e em pratos principais, use-os de maneira moderada, pois são ricos em gordura saturada.

Ceviche: cozimento sem calor

O ceviche é um dos meus pratos favoritos de toda a América Latina, e você nem mesmo precisa de um fogão para prepará-lo (a menos que esteja fazendo um ceviche de marisco, que normalmente é cozido). Ceviche se refere a qualquer peixe marinado em uma mistura de sucos cítricos, normalmente limão e limão-galego, embora ocasionalmente a laranja e a toranja sejam usados. Os ácidos cítricos têm um efeito conservante no peixe, cozimento sem calor. Embora o ceviche seja um prato de origem peruana, tornou-se a base da dieta de toda a América Latina e Espanha. Os equatorianos comem ceviche com molho de tomate; os costa-riquenhos com cebola picada e coentro; os chilenos, com alho e pimenta; e os peruanos com milho. De qualquer maneira que seja servido, o ceviche é uma das comidas mais saudáveis do planeta.

Modo de fazer

COZINHAR NO VAPOR: cada região espanhola tem sua própria maneira de cozinhar no vapor, e a língua espanhola tem no mínimo uma dúzia de palavras para essa técnica. Refeições substanciosas de vegetais e carne são típicas da cozinha espanhola.

SALTEAR: saltear camarão e outros peixes em azeite de oliva é uma técnica culinária comum na Espanha.

ASSAR: é uma técnica popular de se preparar carne na cozinha espanhola.

Como eles comem

REFEIÇÕES SIMPLES E REGIONAIS

A simplicidade é o fundamento da melhor cozinha espanhola. A Espanha possui uma grande população rural e tradições de agricultura bem fortes. O país prefere os alimentos regionais, ou até mesmo aqueles que são cultivados nos quintais. As pessoas que vivem nas áreas litorâneas, como a Galícia, comem muito frutos do mar. Habitantes das regiões montanhosas como Catalunha e os Países Bascos raramente passam um dia sem comer os cogumelos que crescem nas florestas do Pirineus. No sul ensolarado, os tomates fazem parte de quase todas as refeições. Os gaspachos foram inventados na Andaluzia, região mais ao sul da Espanha que quase toca a África.

O lanche que quase é uma refeição: *tapas*

Nada tipifica melhor o amor do espanhol pelo prazer de petiscar como os *tapas*. Resposta espanhola aos *mezes* gregos, aos antepastos italianos e aos *banchans* sul-coreanos.

A palavra *tapa* significa "tampa", um pires que os garçons costumavam colocar sobre as taças de vinhos como proteção das moscas na época em que não havia ar condicionado. Com o tempo, eles começaram a colocar nesses pratinhos amêndoas, anchovas ou azeitonas — qualquer comida que estava à mão no momento — e assim nasceu a tradição dos *tapas*.

Hoje, *tapas* são bares que servem refeições. Os espanhóis gostam de ficar em pé, encostados no balcão conversando com os amigos. Podem pedir um ou dez pratos, depende do tamanho da fome, ou quanto tempo eles têm para ficar ali. Comer *tapas* é uma questão social, uma desculpa para ficar conversando — o oposto do *buffet* do tipo que você pode comer o quanto você aguentar.

Exemplos de *tapas* clássicos incluem *tortilla española* (um omelete feito com restos de batata fritas), *patatas bravas* (batatas fritas em óleo quente); presunto curado e queijo manchego da região; *chorizo al vino* (linguiça espanhola cozida em vinho); e *gambas al ajilo* (camarão salteado no alho e azeite de oliva).

Embora as *tapas* tenham ficado mais elaborados atualmente, o princípio básico não foi mudado: pequenos pratos consumidos vagarosamente, em companhia dos amigos. Além disso, não existem regras para misturar e combinar os vários *tapas*. Como em tudo na cozinha espanhola, todas as coisas são uma questão de gostar e provar.

ELES FAZEM DO PRAZER UMA PRIORIDADE

Sim, eu sei, esse conselho soa óbvio, ao ponto da idiotice, mas é bom repetir, especialmente em países como a Espanha, que elevou às alturas o "viver para comer."

A Espanha sente orgulho das tradições da sua cozinha, e eles amam, amam, *amam* comer. Na Espanha, comer não se trata apenas de comida em um prato. É uma questão extremamente social, uma desculpa para passar horas e horas com amigos e familiares. Não é coincidência que o prato nacional espanhol, a *paella*, seja comido tradicionalmente direto da panela, com amigos e família reunidos em volta de um grande tacho. A primeira vez que comi *paella*, em Barcelona, não consegui acreditar que uma única refeição poderia explodir em tantas cores e sabores diferentes. Estava tão satisfeito após a refeição que nem mesmo pensei na sobremesa.

IMPROVISAM LIVREMENTE

Tudo é valido — essa é a lição-chave dos *tapas* e da cozinha espanhola em geral. Se estiver faltando um ingrediente "essencial", não é motivo para não fazer a receita. Use o que tiver na sua despensa ou geladeira. Coloque a sua imaginação para funcionar. *Tapas*, gaspacho, *paella* — há muitas comidas espanholas que são meramente modelos que podem ser feitos de mil formas diferentes.

Como eles queimam essa comida

O descanso frequentemente tem um grande papel no estilo de vida saudável do povo espanhol. Após o almoço, durante a semana, eles deitam para a *siesta* que dura uma hora ou até mesmo mais tempo. As lojas fecham, as empresas avisam que ficarão fechadas por um período, e toda a nação cessa a atividade na hora mais quente da tarde. Boa sorte para aqueles que têm de comprar uma aspirina às 14 horas de uma terça-feira.

Mas você sabia que essa soneca — ou dormir oito horas todas as noites — pode trazer grandes benefícios para a saúde? Tirar uma soneca regularmente pode diminuir sua pressão sanguínea e níveis de estresse enquanto aumenta a produtividade no trabalho. Sono adequado é uma parte crucial para regular o metabolismo — essencial para manter o peso baixo. Uma pesquisa publicada no *International Journal of Obesity* [Jornal Internacional da Obesidade] descobriu uma relação entre poucas horas de sono e aumento dos índices de obesidade na infância.[39] E atualmente dormimos muito menos do que antes. Há oito anos, a média que um adulto dormia era de 8,77 horas por noite. Hoje, essa média caiu para 6,85 horas.

Não estou dizendo que uma soneca no meio do dia seja a realidade de pessoas que trabalham em período integral — é claro que não! Até mesmo na Espanha, a realidade da vida moderna corroeu a tradição da soneca espanhola — algo de que se orgulhavam tanto! Historicamente, os funcionários públicos espanhóis trabalhavam das 9 às 19 ou 20, um horário que permitia uma pausa bem longa para o almoço. Entretanto, hoje, o horário de trabalho espanhol é muito mais semelhante ao nosso, com apenas uma hora de pausa para o almoço.

Talvez, sobretudo, um elemento importante da saúde do povo espanhol seja o hábito de caminhar para todo lugar. As cidades da Espanha são muito mais compactas que as nossas, planejadas e construídas bem antes da invenção das rodovias interestaduais e das minivans; é muito fácil comprar o necessário para o dia a dia, pois se tem de andar apenas alguns quarteirões de casa. Como consequência, especialmente nas cidades menores, os espanhóis têm o cuidado de ir trabalhar a pé. Caminham para o trabalho, a igreja, o consultório médico e para o alfaiate. Da mesma maneira que os franceses vão a pé para os mercadinhos, todos os dias da semana compram o que precisarão para a próxima refeição.

Nos Estados Unidos, as pessoas da zona urbana que trocaram as suas chaves do carro por um bom par de tênis também tendem a perder peso. Um estudo da Rutgers University em 200 mil norte-americanos revelou que os habitantes da cidade pesavam em média 2,72 quilos menos do que seus amigos que moravam no subúrbio — muito porque os moradores da zona urbana da cidade frequentemente iam para os lugares a pé.[40]

Na Espanha, caminhar faz parte da cultura. Há anos, o espanhol formalizou um ritual conhecido como *paseo*, uma caminhada feita aos domingos pela manhã com toda a família. Existe melhor maneira de digerir um enorme almoço de domingo do que fazer uma agradável caminhada pela cidade conversando com sua família e amigos?

Cardápio

CAFÉ DA MANHÃ: na Espanha o café da manhã é uma ocasião bastante simples. Consiste de alguns tipos de pães: torradas, enrolado doce ou rabanadas, com café e suco de laranjas frescas.

ALMOÇO: normalmente os espanhóis comem entre as 13h30 e 16h. Como na França, essa é tipicamente a maior refeição do dia. No cardápio do dia a dia comem uma salada ou sopa *light* (em geral sopa de gaspachos), lentilhas com chouriço ou outro pequeno acompanhamento; depois o peixe, carne ou frango como prato principal.

JANTAR: normalmente o jantar começa por volta das 21 horas. A última refeição do dia tem a tendência de ser mais leve — uma salada e alguns *tapas*. Nas ocasiões especiais, a família se reúne para uma *paella*, um prato maravilhoso, que é uma refeição: uma mistura de arroz com açafrão, vegetais, e proteína da sua escolha.

Dicas

- Prefira os sabores e comidas regionais para ter uma dieta baseada em alimentos cultivados nas proximidades.
- Não se esqueça de que, às vezes, as comidas mais simples são as mais saborosas.
- Aprenda a improvisar na cozinha. Cozinhar, como comer, é uma arte criativa, não um castigo.
- Delicie-se, mas com moderação.
- Calma. Descanse bastante e encontre tempo no seu dia para caminhar.

CAPÍTULO 10

Coreia do Sul

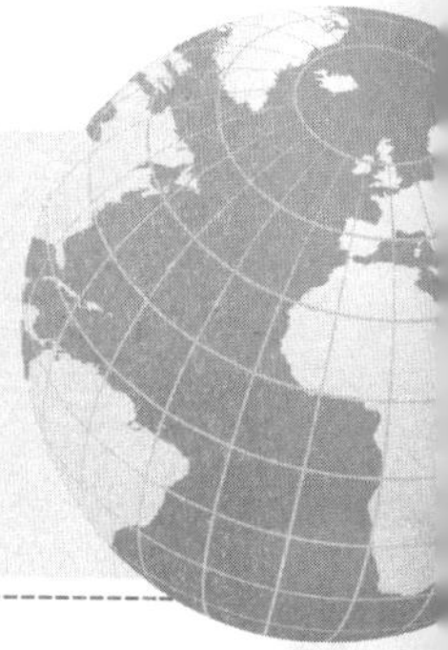

MÉDIA DE EXPECTATIVA DE VIDA DA POPULAÇÃO: 78,72 anos
PORCENTAGEM DE ADULTOS COM SOBREPESO: 43,8% dos homens; 40,2% das mulheres
PORCENTAGEM DE ADULTOS OBESOS: 10,1% dos homens; 4,1% das mulheres
CONSUMO DE CARNE POR PESSOA (2002): 48 quilos
COMPOSIÇÃO DA DIETA (PORCENTAGEM TOTAL DE NUTRIENTES):
Carboidratos: 64%
Proteína: 13%
Gordura: 23%

Embora as tradições da cozinha sul-coreana envolvam em grande escala as cozinhas da China e do Japão, o país tem a sua própria cozinha, responsável por uma população muito saudável. A expectativa de vida dos sul-coreanos continua a aumentar, mais recentemente para 79,1 anos (atenção: nesse capítulo sempre falarei sobre a Coreia do Sul, mesmo quando o "Sul" não for especificado).

O que eles comem

A comida coreana tem semelhanças com a comida chinesa e japonesa. Como em muitos países asiáticos, a dieta na Coreia se baseia no amido, como o arroz e o macarrão, que acompanham quase toda refeição. Os derivados da soja, particularmente o tofu, também são comuns. Em geral, embora os coreanos usem menos óleo que os chineses, a comida coreana tende a ser mais condimentada — especialmente se você for para o sul da península. Apesar dos coreanos compartilharem muitos pratos com os japoneses — especialmente os que têm como base o peixe, como o sashimi — e até mesmo o estilo de grelha em que se prepara a refeição diante dos olhos do cliente, a comida japonesa é muito mais suave.

Como muitos asiáticos, os coreanos consomem pouquíssimos produtos derivados do leite. A manteiga é um ingrediente raro — usada somente nos assados das ocasiões especiais. Você nunca verá manteiga sobre a mesa na Coreia. O queijo também é muito raro, um artigo de luxo importado e caro.

O que vai nessa comida

Kimchi: é a comida mais presente na Coreia. Os coreanos comem esse vegetal em conserva em quase toda refeição, o que explica a existência de mais de 200 variedades. Há mais de mil anos os coreanos preparam conservas de vegetais, então a colheita dura por todo o longo inverno da Coreia. O método tradicional de preparar essas conservas é enterrar o pote com vegetais picantes e deixá-los fermentar.

O *kimchi*, frequentemente, é feito de repolho, mas os ingredientes também podem ser cebola, rabanete, chili vermelho, alho e até mesmo casca de melancia. É um poderoso energético nutritivo caseiro que fortalece o sistema imunológico, combate o câncer, diminui o colesterol e até mesmo desacelera o processo de envelhecimento.[41] O *kimchi* contém fibras e lactobacilos, "a boa bactéria" que acelera a digestão e pode, até mesmo, combater o câncer. Quando ingerido regularmente, esses dois elementos dão uma sensação de saciedade antes mesmo de uma pessoa começar a refeição.

REPOLHO: é uma fonte rica em fibras, bem como em vitaminas A, B, C e E. Contém pouco açúcar e tem baixo teor calórico. Os coreanos comem repolho em diferentes formas: a maioria dos *kimchis* é feita desse vegetal de clima frio, que pode ser cultivado em qualquer tipo de terreno.

Bebida preferida: chá

O povo da Coreia é um extraordinário bebedor de chá. Já que a raiz de *ginseng* é nativa, os coreanos têm consumido um grande volume de chá há séculos. O nome de outro tradicional chá coreano, *omijacha*, significa "cinco sabores": doce, amargo, azedo, salgado e picante. *Saenggangcha*, ou chá de gergelim, é o chá coreano servido quente nos cafés; o chá de cevada descafeinado é considerado um bom remédio para a gripe. Na Coreia, como em muitas outras partes da Ásia, existe um chá para cada ocasião.

CARNE: o churrasco coreano, preparado em uma chapa quente que fica em frente à mesa do cliente, é popular em todo o país, embora o consumo coreano de carne seja bem menor que o americano.[42]

ALHO: os coreanos comem exponencialmente mais alho do que seus vizinhos de outros países asiáticos. Os japoneses têm um termo pejorativo para se referir aos coreanos: comedores de alho. O alho tem propriedades nutricionais poderosas: pode prevenir o câncer, doenças do coração e afinar o sangue — que resulta em uma pressão arterial mais baixa. As cebolinhas e pimentas picantes são frequentemente misturadas com o alho produzindo molhos condimentados típicos da Coreia.

ALFACE: os coreanos não comem a carne com pão, mas envolvidas em folhas de alface. O sashimi coreano (tende a ser mais grosso e maior que a variedade japonesa) é também servido envolto em folhas de alface.

GINSENG: acredita-se que a raiz do *ginseng*, que cresce em toda a Coreia, tenha propriedades medicinais. É servido como um chá, com mel, ou incorporado a outros pratos. Existe também o vinho de *ginseng*.

COGUMELOS: na Coreia os cogumelos são tipicamente servidos como *banchan* (*tapas*), ou como cobertura de pratos feitos pela técnica *stir-fry*, como o *bibimbap*. Os cogumelos, que contêm de 80 a 90% de água, são alimentos com valor calórico extremamente baixo. Eles contêm potássio, que pode diminuir a pressão do sangue e reduzir o risco de derrame cerebral, e selênio, que pode proteger as células dos radicais livres do ambiente. Os cogumelos *shitake* têm sido usados no combate aos sintomas do resfriado e gripes.

Óleo de cozinha preferido: gergelim ou canola

Os coreanos usam pouquíssimo óleo, o que torna sua dieta naturalmente baixa em gordura. Quando usam óleo, como as outras cozinhas asiáticas, preferem óleo de gergelim ou de canola.

Modo de fazer

Alimentos fritos são basicamente desconhecidos no país. Os coreanos também usam muito pouco a técnica de assar, já que o tradicional fogão de cozinha coreano é a lenha e não tem forno. Na maioria da comida sul-coreana, usa-se o método de ferver, escaldar, estufar, saltear, *stir-fry*, grelhar ou vapor. O churrasco é um método comum de preparar carne na Coreia.

Como eles comem

ELES EQUILIBRAM SUAS REFEIÇÕES

A abordagem dos "cinco sabores" de cozinhar, *omijacha* (veja quadro da p. 101), é outro traço que a Coreia compartilha com a cozinha chinesa e japonesa. O prato coreano mais famoso, *bibimbap*, é uma ilustração desse princípio antigo, com ingredientes que correspondem aos cinco elementos da natureza: madeira, fogo, terra, metal e água, e estimulam os cinco sentidos.

Bibimbap, que significa "arroz misturado" ou "refeição misturada", é uma mistura de arroz frito, carne e vegetais da estação, normalmente cobertos com um ovo frito e uma pasta apimentada de chili. *Bibimbap* também representa o princípio do yin e yang, ou o equilíbrio de todas as forças opostas do universo. Essa abordagem filosófica da comida é evidente em muitos aspectos da cozinha coreana.

Como eles queimam essa comida

Muitas artes marciais tradicionais, incluindo *tae kwon do* e o *hapkido*, tiveram sua origem na Coreia, e todo seu povo, de todas as idades, pratica essas artes de "graça coordenada". Os coreanos também queimam calorias na rotina da vida. Como muitos coreanos vivem em áreas urbanas, têm a tendência de ir para o trabalho a pé.

O lanche que é uma refeição: *banchan*

Se for a um restaurante coreano, uma travessa de *banchan* o cumprimentará à mesa. *Banchan* — uma série de pratos pequenos e variados — é uma entrada tradicional na Coreia, semelhante aos *tapas* espanhóis, *dim sum*, ou *mezes* em outros lugares do mundo. O *banchan* típico pode ter pequenos cubos de carne, macarrão, panquecas e um prato de *kimchi*. Os restaurantes mais baratos talvez sirvam uma comida mais simples, como broto de feijão ou vegetais em conserva.

Cardápio

CAFÉ DA MANHÃ: na Coreia, o café da manhã não se difere substancialmente de outras refeições, é apenas um pouco menor. Um típico café da manhã oferece arroz, sopa e vegetais condimentados. Os cafés da manhã ao estilo ocidental têm se tornado mais comuns ultimamente.

ALMOÇO: os coreanos, no almoço, podem ter macarrão cozido, anchovas e caldo de abobrinha. Outra opção é panqueca apimentada com ervas aromáticas, cebolinhas embebidas em molho de soja, vinagre e chili bem forte.

JANTAR: é a principal refeição do dia na Coreia e tende a ser uma versão mais elaborada do café da manhã e do almoço. Uma opção típica do jantar pode oferecer porções de sopa de carne ou peixe — da maneira como se serve porções de *fondue*. Com os *hashis*, você mergulha a carne e vegetais na sopa para cozinhá-los.

Dicas

- Use o máximo possível da mãe natureza. Se morar num clima frio, aprenda a gostar de vegetais próprios dessa temperatura, ou aprenda técnicas de conservar seu produto favorito do verão.
- Aproveite a carne, mas não muito.
- Para manter sua dieta interessante e saudável, equilibre os sabores em toda refeição.
- Acrescente um toque de alho. O alho aguça o sabor dos alimentos e é saudável.

CAPÍTULO 11

Israel

MÉDIA DE EXPECTATIVA DE VIDA DA POPULAÇÃO: 80,73 anos
PORCENTAGEM DE ADULTOS COM SOBREPESO: 57,5% dos homens; 57,2% das mulheres
PORCENTAGEM DE ADULTOS OBESOS: 24,3% dos homens; 16,2% das mulheres
CONSUMO DE CARNE POR PESSOA (2002): indisponível
COMPOSIÇÃO DA DIETA (PORCENTAGEM TOTAL DE NUTRIENTES):
Carboidratos: 52%
Proteína: 15%
Gordura: 33%

Israel está localizado no centro do Oriente Médio, região onde Europa, África e Ásia se encontram. Os diferentes impérios que dominaram a região formaram suas civilizações e culturas, e a diversidade da cozinha do Oriente Médio reflete sua história. A geografia dessa região também tem um papel-chave nas suas tradições culinárias únicas. Com montanhas, desertos e litoral concentrados em uma pequena área, o Oriente Médio produz uma grande gama de frutas frescas, vegetais e grãos, provendo a base para uma dieta extremamente variada.

Israel está neste livro porque sua cozinha reflete muito das melhores qualidades transculturais da cozinha do Oriente Médio — em muitos casos, com vantagens. Ainda melhor: Israel ocupa a posição número 13 na lista de expectativa de vida do *The World Factbook* da CIA, com uma incrível média de 80,73 anos.

O que eles comem

Não é surpresa que Israel tenha uma comida incrivelmente diversa, já que povos de muitas regiões da terra se estabeleceram nesse pequenino país nos últimos 60 anos. A comida israelense é um híbrido delicioso dos estilos do Oriente Médio com contribuições da Europa, Rússia, África do Norte e até mesmo da Ásia Central. Infelizmente, e cada vez mais, as pizzas e hambúrgueres norte-americanos deixam a sua marca.

Os israelenses comem muitas saladas pequenas e diferentes, e patês feitos à base de chili, grão-de-bico e alho. Eles combinam patês como homus e *baba ganoush* (patê de grão-de-bico) com pão pita, o pão sem fermento comido em todo o Oriente Médio. *Falafel*, ou bolinhos de grão-de-bico fritos, é outro prato principal familiar. Várias carnes grelhadas e sopas de lentilha também têm um grande papel na dieta do dia a dia de Israel. Na verdade, a variedade da refeição em Israel é infindável, de vegetais em conservas ao estilo iraquiano, até o *gulache* húngaro.

O que vai nessa comida

Entre os ingredientes mais populares da cozinha israelense estão tomate, pimentas, cebola, alho, limão, azeite de oliva, endro e salsinha. Eles são usados em todo tipo de prato, tais como:

CARNE: frango é a carne escolhida em Israel e no Oriente Médio em geral. As famílias mais pobres usavam ossos de outros animais para dar sabor às suas sopas e cozidos, já que não tinham dinheiro para comprar carne. Esse truque criou uma maneira saudável, mesmo que inadvertidamente, de extrair o sabor da carne sem muita gordura.

BERINJELA: esse vegetal rico em nutrientes e com um alto teor de fibras tem sabor e textura de carne e alto teor de potássio, manganês, vitamina B1 e ácido clorogênico (que tem propriedades anticancerígenas, antivirais e antimacrobianas). Comer berinjela frequentemente também pode reduzir o colesterol e melhorar a saúde cardiovascular. Em Israel as pessoas comem berinjela grelhada, cozida, frita, em forma de patê e em conserva.

Bebida preferida: café com cardamomo

Os israelitas tomam muito café, com um toque de cardamomo para dar um sabor especial. O cardamomo é uma erva da família do gengibre e também uma especiaria popular da comida indiana. Os indianos usam o cardamomo na medicina ayurvédica como um estimulante digestivo.

Açafrão-da-terra: o condimento amarelo brilhante comumente usado em pratos de *curry* tem propriedades anti-inflamatórias que podem ajudar na cura de doenças simples e complexas — desde a cicatrização de ferimentos à melhoria da saúde cardiovascular.[43] Os cientistas estão estudando também os benefícios potenciais do açafrão-da-terra no tratamento do mal de Alzheimer, câncer, doenças do fígado e depressão. O açafrão-da-terra tem se provado eficiente no combate a doenças inflamatórias do intestino, como a doença de Chron e colite ulcerativa.

Hortelã: é a erva mais comum encontrada na cozinha do Oriente Médio, uma grande fonte de manganês, vitamina A e C. Também usada para aliviar dores estomacais e problemas digestivos. O fitonutriente encontrado nas folhas da hortelã pode nos proteger contra o câncer, asma e alergias.

Grão-de-bico, lentilha e fava: legumes ricos em proteínas são consumidos quase diariamente no Oriente Médio. O grão-de-bico é uma grande fonte de folacina, manganês e fibras; pode também ajudar a regular o açúcar no sangue e diminuir a taxa de colesterol. A fava, que possui as mesmas propriedades nutricionais, é consumida diariamente pela maioria da população. Lentilhas são outra base versátil da comida do Oriente Médio.

Sementes de gergelim: força nutricional caseira — com alto teor em manganês, cobre, cálcio, ferro, fósforo, vitamina B1, zinco, ácido fólico, proteínas e ácido linoleico (ácido graxo insaturado ômega 6) — que os israelenses comem quase diariamente. *Tahine*, uma pasta amanteigada de sementes de gergelim da região, é um ingrediente-chave no preparo do homus — comida mais versátil do Oriente Médio. As sementes de gergelim também podem ajudar a abaixar o colesterol e impedir a pressão alta.

PASSAS, DAMASCOS E ROMÃS: frequentemente o povo do Oriente Médio termina suas refeições com frutas ricas em antioxidantes, que são preparadas de várias maneiras.

PÃO PITA: é um tipo de pão sem fermento, frequentemente consumido em toda refeição. Se você comparar um pedaço de pão pita com uma fatia de pão branco ou bagel (pão norte-americano em forma de anel), é difícil ver qualquer semelhança entre esses dois alimentos. Sua densidade é muito diferente: o pão pita é fino e oco, com uma fração das calorias de uma fatia do pão branco e menos da metade de calorias que um bagel contém (e duas vez mais fibroso).

***BULGUR*:** um tipo de trigo que é base da salada tabule. Esse trigo é integral, tem alta concentração de fibras e pode diminuir o risco de determinados cânceres. Também tem baixo teor de gordura e produz a sensação de saciedade.

Óleo de cozinha preferido: vegetal

A cozinha do Oriente Médio nas áreas costeiras usa o azeite de oliva, enquanto as classes mais ricas da população preferem a manteiga líquida ou a purificada. Recentemente, entretanto, os óleos vegetais baratos (mais do que o azeite de oliva) tornaram-se a base mais comum dessa cozinha – em detrimento da saúde da população.

IOGURTE: lactobacilos e outras bactérias "boas" presentes no iogurte são extremamente benéficos para o sistema digestivo. A alta concentração de cálcio do iogurte ajuda a construir ossos fortes e saudáveis. O iogurte é geralmente consumido sem adição de açúcar, na sua forma pura, no Oriente Médio.

O iogurte grego, ou coado, chamado *labneh* em Israel, necessita duas vezes mais leite do que o iogurte tradicional, mas tem significativamente mais proteínas e menos açúcar, e é muito mais denso (e delicioso).

Modo de fazer

Com a exceção óbvia do *falafel*, pouquíssimos pratos são fritos na cozinha israelense. Em maioria são grelhados (*kebabs*) ou assados. As carnes são preparadas com simplicidade, frequentemente grelhadas, com uma mistura de condimentos, sem adição de molhos gordurosos.

Como eles comem

ELES COMEM EM CASA

Embora os vendedores das barraquinhas de comida de rua como o *falafel* e os *kebabs* de carne tenham sempre sido a base da vida em Israel e em todo o Oriente Médio, até o século XX restaurantes eram virtualmente desconhecidos. Até hoje muitas famílias comem em casa na maior parte do tempo.

ELES MISTURAM TUDO

Como já foi dito, uma grande gama de nacionalidades e culturas é representada na cozinha em Israel. Caminhe pela vizinhança e encontrará comidas típicas da Europa, dos Bálcãs, do norte da África e do mundo árabe. A cozinha israelense é uma mistura dessas e de outras diversas influências.

Como eles queimam essa comida

Israel exige que os jovens de 18 anos se alistem nas forças armadas, estabelece-se um fundamento forte de atividades físicas bem cedo na adolescência. Eles também fazem treinamento básico durante um mês, todos os anos, quando atingem a meia-idade.

Cardápio

CAFÉ DA MANHÃ: diferentemente do mundo ocidental, onde variados tipos de comida são consumidos em momentos diferentes do dia (ovos ou cereal no café da manhã, sanduíche no almoço e carne no jantar), as pessoas em Israel comem o mesmo alimento de formas diversas durante o dia. Um exemplo é o pão integral pita, mergulhado em *labneh* (um iogurte denso ao estilo grego), azeite de oliva ou *za'atar* (uma mistura tradicional de condimentos do Oriente Médio). Um israelense também pode começar o dia com ovos quentes, feijão-de-soja cozido, azeitonas ou *falafel*. Meu café da manhã preferido desse país é *shakshuka*, um prato de ovos mexidos no vapor com tomate, alho, cebola e temperos. Uma delícia!

ALMOÇO: em Israel, a maior refeição do dia é, tradicionalmente, o almoço. O almoço típico pode ter um ensopado de cordeiro preparado com cebolas, molho de tomate e berinjela ou *sish kebabs* (carne grelhada servido em espetos). Os *kebabs* são comidas típicas dos restaurantes e das ruas. Os israelenses também podem comer um sanduíche de *falafel* no almoço ou um pão pita recheado com berinjela, ovos cozidos e *tahine*.

JANTAR: historicamente as pessoas do Oriente Médio comem apenas um lanche leve no final da noite, mas como a região tem se tornado mais próspera (e se ocidentalizado), mais e mais pessoas estão adotando nossa rotina de três refeições ao dia. Um jantar pode incluir berinjelas recheadas e uma salada de frango, acompanhado de arroz, *bulgur* ou pão pita. Em Israel, uma sopa seguida com alguma forma de carne grelhada é uma refeição comum à noite.

Dicas

- Combine o melhor que o mundo tem para oferecer cada vez que se sentar à mesa para comer. A diversidade da dieta israelense é uma parte importante daquilo que mantém o povo tão saudável.
- Procure comer seus sanduíches com pão mais fino, como o pão pita. Dessa forma você consegue todo o sabor e conveniência do pão sem todas as calorias.
- Faça aperitivos magros! Aprendendo a fazer seus próprios aperitivos de vegetais, você pode colocar bons nutrientes dentro da sua agenda muito ocupada.
- Coma em casa com mais frequência. Você vai controlar melhor o conteúdo e o tamanho das suas refeições.

CAPÍTULO 12

Grécia

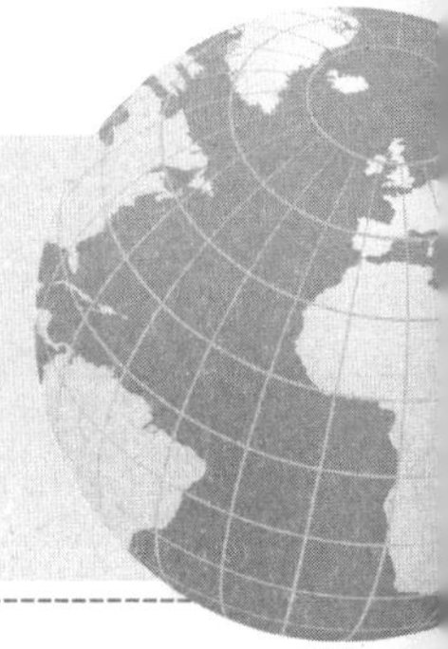

MÉDIA DE EXPECTATIVA DE VIDA DA POPULAÇÃO: 79,66 anos
PORCENTAGEM DE ADULTOS COM SOBREPESO: 61,3% dos homens; 75,7% das mulheres
PORCENTAGEM DE ADULTOS OBESOS: 24,5% dos homens; 27,7% das mulheres
CONSUMO DE CARNE POR PESSOA (2002): 78,7 quilos
COMPOSIÇÃO DA DIETA (PORCENTAGEM TOTAL DE NUTRIENTES):
Carboidratos: 53%
Proteína: 13%
Gordura: 34%

Eu não podia deixar a Grécia e a mundialmente famosa dieta mediterrânea fora da minha lista — mesmo que os gregos não sejam mais tão magros quanto costumavam ser. Aparecendo na posição 26 na lista de expectativa de vida, também não são tão saudáveis quanto eram no passado, então vamos observar a *tradicional* dieta grega, não sua dieta contemporânea, degradada pelo *fast food*.

Na sua forma pura, a dieta grega tipifica o que foi celebrado como a dieta mediterrânea, que é relacionada a um menor risco de morte por câncer. Um estudo da Universidade de Creta mostrou que mulheres grávidas que seguem a dieta dão à luz crianças com menor incidência de alergias e asma. A longo prazo, a dieta mediterrânea pode reduzir o risco de diabetes, controlar a pressão e diminuir o colesterol "ruim".

Bebida preferida: café

Na Grécia, como em muitos países da Europa, o café é a bebida favorita do povo. Os gregos gostam do seu café preparado de duas maneiras: há o estilo *frappe*, gelado, que é feito com café instantâneo, não filtrado, coberto com leite vaporizado. Já o tradicional café grego grosso e forte, sem filtrar, com sedimentos no fundo, é muito similar ao que costumamos chamar de café turco. Os dois estilos são servidos com açúcar.

O que eles comem

A dieta tradicional dos gregos é à base de azeite de oliva, vegetais regionais frescos, grãos integrais, legumes e peixe com alto índice de ácidos graxos ômega 3, e apenas pequenas porções de carne em algumas ocasiões. Pessoas que se alimentam dessa maneira têm níveis consideravelmente baixos de doenças cardíacas e até taxas menores de obesidade. Embora a dieta grega contemporânea tenha se afastado desse ideal ao incluir grãos refinados, queijos com alto índice de gordura e *fast foods* ocupando cada vez mais um lugar de destaque no cardápio, os princípios básicos por trás da dieta mediterrânea merecem nossa atenção.

O que vai nessa comida

Além dos alimentos a seguir, os gregos comem muito tomate, berinjela, cebola, vagem e pimenta-verde. Estes e outros vegetais têm uma grande participação na refeição de cada dia. Nozes e sementes também são componentes importantes da tradicional dieta grega.

FRUTOS DO MAR FRESCOS: a Grécia é uma península cercada por várias ilhas, então faz sentido que, diariamente, sua população coma peixe, que faz bem ao coração. Praticamente qualquer peixe que você possa citar — alabote, salmonete-vermelho, peixe-espada, atum, sardinha, peixe-branco e camarão — faz parte da cozinha grega. Peixes oleosos, como as sardinhas, são uma boa fonte de proteína e ômega 3.

Óleo de cozinha preferido: azeite

Embora o grego médio obtenha até 40% de suas calorias diárias da gordura, os gregos ainda possuem uma das dietas mais saudáveis do mundo. Isso porque eles obtêm a maior parte de sua gordura do azeite de oliva, uma gordura não monossaturada que diminui o colesterol "ruim" (LDL) sem reduzir o colesterol "bom" (HDL). O azeite de oliva tem alto índice de calorias, mas ele permanece no estômago por mais tempo do que os carboidratos ou as proteínas e estimula os hormônios, o que pode diminuir o apetite e criar uma sensação de satisfação. Um estudo mostrou que a dieta mediterrânea contendo azeite de oliva foi mais efetiva na perda de peso a longo prazo do que dietas com baixo índice de gordura. Depois de 18 meses, apenas 20% das mulheres que tinham uma dieta de baixo teor de gordura mantiveram o seu regime. Em contrapartida, as mulheres que fizeram a dieta do Mediterrâneo disseram que não sentiram que estavam fazendo dieta.

FOLHAS VERDES: a dieta tradicional grega é cheia de vegetais de folhas verdes escuras. As folhas verdes contêm luteína e outras vitaminas e minerais essenciais para uma boa saúde cardiovascular. Atualmente, os gregos comem salada regularmente.

AZEITONAS *KALAMATA*: nativas da Grécia, muito gordurosas, são porém excelente fonte de vitamina E. Consumidas com moderação, podem ser deliciosas em saladas e outros pratos.

LEGUMES: como outros países do Mediterrâneo, os gregos comem uma grande variedade de legumes, incluindo grão-de-bico e feijão-de-lima.

GRÃOS INTEGRAIS: eles comem apenas e tão somente pães integrais. Eles tendem a ter um valor nutricional maior do que o pão branco processado que tão frequentemente domina a dieta norte-americana.

Modo de fazer

Grelhar carnes frescas e peixes é a maneira mais comum de se preparar a comida na Grécia.

O lanche que é uma refeição: *mezes*

Os gregos têm uma longa tradição de comer *mezes*: uma série de pequenos pratos que são consumidos vagarosamente no final da tarde. Os típicos mezes gregos são: folhas de uvas recheadas, *tzatziki* (iogurte com pepino), purê de fava e carne grelhada.

Como eles comem

Os gregos comem em família, se reúnem ao redor da mesa e dividem grandes pratos. Comer em casa é um elemento fundamental dessa tradição. Hoje, entretanto, mais que um em dez adolescentes comem *fast food* não saudável pelo menos duas vezes por semana.[44]

Como eles queimam essa comida

Os ginásios de esporte e os Jogos Olímpicos foram inventados na Antiga Grécia, mas hoje os gregos se exercitam cada vez menos. Talvez seja essa uma razão que 68,5% da população esteja com sobrepeso! No passado, o típico aldeão grego ia a pé para o seu trabalho, caminhava para as compras, escritórios, consultórios médicos e assim por diante. Hoje, cada vez mais, os gregos usam o carro para ir a qualquer lugar.

Cardápio

CAFÉ DA MANHÃ: um típico café da manhã grego normalmente tem alguns tipos de doce e uma xícara de café forte grego. Eles podem também comer mel com torrada. Hoje, cada vez mais as crianças saem de casa sem tomar café da manhã — um hábito que está contribuindo para o aumento do índice de obesidade no país.

ALMOÇO: o cardápio principal do almoço oferece uma tradicional salada grega com tomates, pepinos, queijo feta e azeitonas. Uma carne de porco, cordeiro ou frango assada é servida no pão pita com molho de iogurte, com guarnição de tomate e cebola — popular comida grega das barraquinhas de rua consumidas no almoço. Você pode facilmente fazer essa carne assada em casa com peito de frango sem pele ou outra proteína saudável.

JANTAR: inclui outra porção de salada fresca, peixe da região e diversos acompanhamentos — talvez *tzatziki* e alguns vegetais, como vagem e tomate.

Dicas

- Faça sua dieta baseada em legumes, grãos integrais e vegetais de folhas verdes.
- Opte por iogurte grego denso (sem gordura, naturalmente) para obter o máximo de cálcio e a máxima satisfação.
- Não tenha medo das gorduras — desde que sejam do tipo saudável, como na encontrada no azeite de oliva.
- Tente adicionar pequenos peixes a sua dieta (por exemplo, arenque ou sardinha), pois eles têm menor teor de mercúrio que os peixes maiores. Os gregos sabem que os peixes da região são uma grande base em qualquer dieta, adicionando proteína e gordura saudável.

PARTE 3

Os 5 Fatores do planejamento de ação da Dieta dos Países Magros

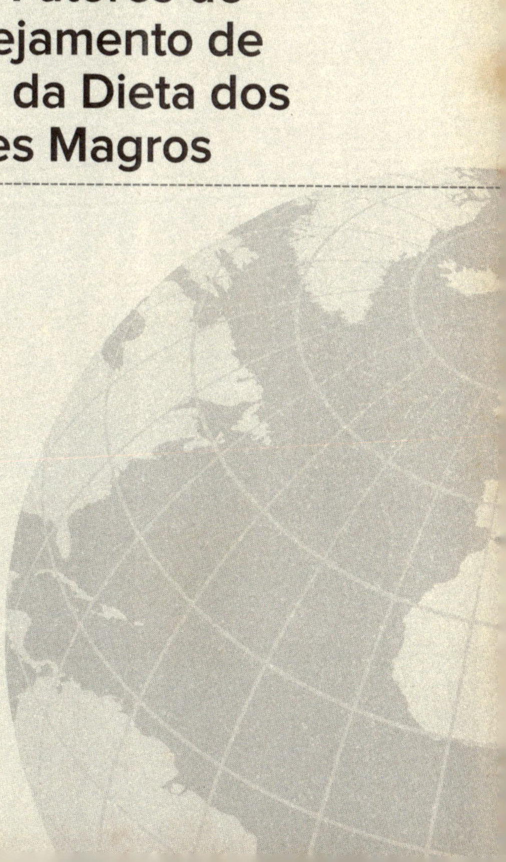

CAPÍTULO 13

Entendendo as vantagens dos 5 Fatores

Agora que aprendemos à beça, por assim dizer, as lições dos países Top 10 do mundo, podemos passar à parte divertida: colocar essas lições em prática. Nos próximos capítulos vamos combinar todas essas lições para criar um vasto plano — uma nova maneira de pensar sobre comer (e viver) que, garanto, vai manter sua rotina interessante e internacional. Modificarei um pouco essas receitas para ampliar seus valores nutricionais, portanto não se espante ao ver quinoa no lugar do cuscuz em uma receita israelense ou arroz integral substituindo o branco no sushi. Não espere réplicas exatas das suas receitas internacionais favoritas, mas tenha certeza de que fiz essas mudanças em benefício da saúde — e da conveniência. Mas antes de começarmos especificamente com o que comer — e como comprar os ingredientes e prepará-los — é importante que você entenda os princípios que estão por trás da minha técnica dos 5 Fatores.

As vantagens dos 5 Fatores

Embora eu tenha esboçado sobre comer baseado nos 5 Fatores na introdução, vale a pena repassar esses princípios novamente. Em primeiro lugar, no meu plano as pessoas comem cinco vezes ao dia, um sistema que, segundo comprovação científica, permite o equilíbrio ideal para manter o nível de insulina estável e saudável. Minhas refeições dos 5 Fatores também tendem a ser muito fáceis de preparar, com não mais do que cinco ingredientes principais por receita.

Se você mantiver esse sistema de comer seis dias por semana, você pode fazer o "dia livre" no sétimo, quando pode comer o que quiser, quando quiser (racionalmente, é claro). Não estou sugerindo que você siga a estrutura dos 5 Fatores religiosamente, mas não deixe de ter em mente que as pessoas em alguns dos países mais saudáveis do planeta aproveitam os benefícios de refeições pequenas e frequentes. Por todo o mundo as pessoas estão vivendo no estilo dos 5 Fatores sem nem mesmo saberem disso!

Quando se trata da composição de cada uma das cinco refeições diárias, tenho (adivinhe!) cinco critérios básicos.

Critério 1: Proteína

Toda refeição deveria incluir uma proteína de alta qualidade e baixo teor de gordura, como peito de frango, peixe, marisco, clara de ovo ou iogurte. Proteína é parte crucial de uma dieta saudável por várias razões. Primeiro porque, diferentemente dos carboidratos e da gordura, nossos organismos não podem armazenar proteína e, portanto, precisamos ingerir proteína em intervalos regulares durante todo o dia. Em segundo lugar, enquanto os carboidratos e as gorduras dietéticas tendem a ser facilmente convertidas em gordura do corpo, as proteínas dificilmente o são. Terceiro, a ingestão constante de proteína ajudará você a queimar gordura e manter a pele magra. Quarto, porque a proteína pode estimular o seu metabolismo. E, finalmente, a proteína pode dar a você uma sensação de saciedade, colocando um fim naquela ânsia desesperada que outros alimentos despertam. É por isso que precisamos de proteína em todas as refeições.

Mas se lembre: algumas proteínas são mais saudáveis que outras. Comer um grande punhado de nozes ou um enorme pedaço de queijo cheddar pode fazer você se sentir satisfeito, mas vai adicionar uma quantidade excessiva de calorias e gordura à sua dieta. Alguns exemplos de proteínas mais saudáveis dos países da Dieta Mundial são o salmão teryaki do Japão, o tofu da China, o grão-de-bico de Israel, o frango assado da França, o iogurte da Grécia e o ceviche da Espanha.

Critério 2: carboidratos

Não há nada de errado com uma dieta rica em carboidratos, mas os norte-americanos têm uma tendência em favorecer os carboidratos menos saudáveis que tanto são usados como fonte imediata de energia quanto são convertidos e estocados na forma de gordura. A Dieta dos Países Magros foca nos carboidratos como os grãos integrais e vegetais que liberam energia lentamente e exigem mais tempo de digestão do corpo. Os carboidratos são absolutamente essenciais em qualquer dieta saudável, mas nem todos os carboidratos são produzidos igualmente.

A diferença entre carboidratos mais e menos saudáveis é a fibra, que afeta a taxa de absorção e assimilação dos alimentos pelo corpo. Você precisa encontrar mais espaço nos seus pratos para carboidratos ricos em fibras, que fazem você se sentir satisfeito mais rapidamente e por períodos mais longos. Esses carboidratos vão controlar o açúcar do seu sangue e os níveis de energia, bem como o seu apetite. A maioria dos carboidratos que eu recomendo se encaixam nesta categoria.

Carboidratos menos saudáveis, como açúcar refinado e pão branco, são consumidos muito rapidamente pelo corpo, causando aumento de açúcar no sangue, o que acaba por liberar insulina, e você fica mais propenso a converter alimentos em gordura no corpo. Comer carboidratos menos saudáveis também o torna mais sujeito a uma queda súbita de açúcar no sangue logo depois de comer, um fenômeno que pode desestabilizar o seu humor e reativar sua fome em seguida.

Pães integrais, como aqueles que os suecos gostam, são uma alternativa muito mais saudável aos pães brancos, bagels e os pratos de pizzas que devoramos. Legumes como lentilha, popular na Espanha e França, ou grão-de-bico, popular na Itália e Israel, são outra fonte de carboidrato saudável. E não se esqueça de que muitas frutas e vegetais também são qualificados como carboidratos.

Critério 3: fibra

Toda refeição deveria incluir de 5 a 10 gramas de fibra, um quesito que pode ser geralmente satisfeito pelo critério 2 se você escolher um carboidrato fibroso. Fibra é um carboidrato que o corpo não armazena ou converte em energia. Ela não é encontrada em alimentos de origem animal, tais como carne e laticínios, que é outra razão para que a dieta dos norte-americanos centrada na carne cause problemas de saúde. As fibras têm um papel fundamental na manutenção de uma digestão saudável. Primeiro, a fibra pode ajudar a estabilizar o açúcar no sangue. Em segundo lugar, ela pode diminuir a velocidade da digestão, o que faz você se sentir satisfeito por mais tempo. Igualmente importante é o fato de a fibra ter se mostrado capaz de reduzir o risco de doenças cardíacas, diabetes, alguns cânceres e outros problemas de saúde sérios.

Você pode obter fibra de muitas fontes diferentes. Fibra insolúvel, ou "indigerível", que proporciona a massa nos movimentos do intestino, é encontrada em grãos integrais (pães enriquecidos, aveia, *bulgur*, farelo de trigo), vegetais (repolho, repolho-chinês, repolho-crespo, brócolis), frutas e legumes. Fibra solúvel, que absorve água em seus intestinos, está presente em aveias, cevada, feijões, lentilha, ervilha, noz, sementes, maçã e outras frutas e vegetais. Fontes de fibra da Dieta Mundial incluem legumes, pães integrais, macarrão de grãos integrais (preferencialmente cozidos *al dente*, porque massa menos cozida leva mais tempo para ser digerida e por isso faz você se sentir satisfeito por mais tempo) e cereais de café da manhã também de grãos integrais. Para obter mais fibra (e muito menos gordura) das suas fontes de proteína, pense em substituir com legumes (grão-de-bico, lentilha e fava) dois terços da carne nas receitas de chili e sopa.

Critério 4: gordura saudável

Se a sua refeição incluir uma gordura, garanta que seja uma saudável, como azeite de oliva, óleo de peixe ou de canola. As gorduras são uma porção necessária de toda dieta, mas é importante lembrar que elas são duas vezes mais calóricas do que os carboidratos ou as proteínas, então você deve comê-las com moderação. Comer muita gordura pode aumentar o seu risco de desenvolver certos tipos de câncer, falência do fígado, derrame cerebral e doenças cardíacas. Gorduras saturadas, em particular, podem aumentar o colesterol "ruim" (LDL). Em contraposição, gorduras não saturadas podem melhorar seu perfil de colesterol.

Há dois tipos de gorduras não saturadas: monoinsaturadas e poli-insaturadas. Gorduras monoinsaturadas estão presentes em alguns óleos vegetais (canola, azeite), abacate, amêndoa, caju e semente de gergelim. Gorduras poli-

-insaturadas estão presentes em outros óleos vegetais (óleo de milho, de girassol), noz e alimentos que contêm ácidos graxos ômega 3 (atum, sardinha, salmão, linhaça). Ácidos graxos ômega 3 são as gorduras mais saudáveis que você pode incluir na sua dieta. Essa é apenas uma razão por que comer peixe é tão importante. Quando consumidos com moderação, os alimentos com gordura não saturada dão a você uma sensação de saciedade sem contribuir para as doenças cardíacas.

Em muitos dos meus países Top 10, o povo não evita, de maneira alguma, as gorduras "ruins" — encontradas em queijos e carnes — mas eles as comem com moderação e em quantidades muito menores do que os norte-americanos. Perceba que, com exceção da Suécia, na minha lista de comidas favoritas nos capítulos 3 a 12, não menciono nenhuma vez a margarina, produtos assados industrializados, lanches processados e *fast foods* tais como batatas fritas, todos ricos em gordura trans. Você deve evitar a gordura trans a todo custo.

CRITÉRIO 5: BEBIDA

O último componente de uma refeição saudável dos 5 Fatores é uma bebida de baixa caloria e sem açúcar. Faça a bebida valer na dieta. Beber no mínimo oito copos de 250 ml por dia é a recomendação padrão — uma prática que pode ajudá-lo a manter seu corpo hidratado, eliminar as toxinas e fazer com que você se sinta satisfeito. Evite bebidas com alto teor calórico. Não seria melhor economizar essas calorias para as refeições?

Sugestão de bebidas para a Dieta dos Países Magros

Os países da minha lista oferecem uma gama enorme de opções de bebida que satisfazem meus critérios dos 5 Fatores. Na França, água mineral. Por toda a Ásia, chá-verde — uma bebida sem calorias com uma taxa moderada de cafeína e propriedades antioxidantes inestimáveis. Chá *oolong* chinês, que pode estimular seu metabolismo é um aperitivo que dá sensação de saciedade durante o trabalho. As pessoas em muitos dos meus países favoritos, inclusive na Suécia, Itália, Israel e França, bebem café regularmente, mas eu gostaria de salientar que o café nesses países quase não tem nada em comum com as bombas açucaradas com aroma de café que se tornaram tão populares nos Estados Unidos nas últimas décadas.

CHÁ: prove todo tipo de chá. Preto, *oolong*, verde, de *ginseng* e o chá africano do arbusto vermelho. Sirva o chá bem gelado ou quente — da maneira que você preferir! *Kombucha*, um tipo de chá fermentado, é uma bebida que se torna cada dia mais popular nos Estados Unidos. Experimente! Você pode encontrá-lo na seção de bebidas refrigeradas de qualquer loja de produtos naturais.

ÁGUA: sem ou com gás, filtrada ou importada — beba da maneira que você mais gostar. Tente incrementar sua água com suco de limão, limão-galego, laranja ou uma fatia de pepino.

CAFÉ: existe uma infindável variedade de café. Beba-o quente ou frio; faça-o na cafeteira, no estilo francês ou numa máquina de *espresso*. Há muitas formas de *espresso* — *macchiato*, *capuccino* ou *latte* —, simplesmente adicione leite sem gordura. Experimente colocar cardamomo no seu café para dar um toque israelense.

OUTRAS OPÇÕES: uma soda *diet* de em vez quando ou água vitaminada para lhe fazer um agrado.

Seu dia livre na semana

Ter um dia livre na semana é uma parte tão importante na Dieta dos Países Magros quanto às outras diretrizes. Os italianos fazem isso — por que você não faria o mesmo? Comer o que você quiser (com moderação, é claro) um dia por semana evitará que você se sinta privado, o que tem levado muitos a falhar em sua dieta. Minha teoria é que comer mal um dia por semana é muito melhor para você do que comer "meio-mal" sete dias por semana. E, quem sabe, uma vez que você já tenha entrado na onda dos 5 Fatores, você talvez descubra que não precisa mais dos mesmos alimentos gordurosos, cheios de açúcar e gordura trans, que agitam o seu mundo.

Vinho é um ótimo exemplo de uma permissão em um dia livre ocasional. Não o estou encorajando a bebê-lo diariamente, mas uma taça por semana não vai lhe fazer mal. O consumo moderado de vinho não contribui para a obesidade e alguns estudos têm mostrado que vinho tinto, em particular, pode ser bom para o seu coração. Além disso, ninguém morreu mais cedo por causa de tão pouco vinho! O vinho não contém nenhum nutriente ou mineral essencial à saúde, e não é exatamente bebida de baixa caloria ou que proporciona saciedade. Na verdade, álcool é quase duas vezes mais calórico do que carboidratos e proteínas. É por isso que sugiro que você o trate como parte do seu dia livre, não como uma necessidade do seu dia a dia.

Controlar a arquitetura básica da sua nova dieta é meio caminho andado. Agora vem a parte divertida: encher seu carrinho com o novo universo de comidas deliciosas!

CAPÍTULO 14

Entendendo os ingredientes e planejando sua lista de compras

Se você decidir fazer a Dieta dos Países Magros, terá de se familiarizar com certas partes do mercado da vizinhança que talvez tenham estado fora dos seus domínios até agora. Neste capítulo eu forneço uma lista de compras, corredor por corredor, com os ingredientes mais populares na minha lista dos 10 países. São apenas algumas sugestões para você começar. É uma boa ideia manter esses ingredientes, ou similares a eles, na sua casa para poder preparar uma refeição fácil e rapidamente.

Organizei minha lista por categoria, dos alimentos mais básicos, tais como óleos para cozinhar que todo mundo precisa ter à mão, até condimentos e especiarias mais regionais. Anote alguns itens de que você gosta da minha lista antes da sua próxima ida ao mercado. Você não precisa lotar seu carrinho com todas essas comidas numa única visita, mas procure acrescentar um ou dois itens de cada categoria toda vez que for à loja até que você saiba do que gosta.

Compra esperta

Provavelmente você já ouviu muitas vezes que, quando for ao supermercado, deve se deter o máximo possível nos corredores mais externos. É lá que ficam todas as boas coisas — produtos frescos, laticínios e carne que você poderia encontrar em uma típica feira livre na Europa ou na Ásia. Os alimentos com menos nutrientes e mais gorduras tendem a ficar concentrados nos corredores mais internos. Dito isso, produtos enlatados e congelados como feijões e vegetais não são apenas tão valiosos nutricionalmente quanto suas versões frescas, como também permitem que você prepare uma saudável refeição em qualquer final de tarde, sem precisar sair para comprar ingredientes frescos. Pode haver também uma vantagem econômica em estocar alimentos enlatados e congelados. E na maior parte do tempo, você nem precisa sacrificar o sabor para tirar proveito desses benefícios. Alguns dos melhores molhos de tomate italianos são feitos com tomates enlatados.

Carnes

Você deve se abastecer de algumas proteínas animais essenciais — mas lembre-se, vá devagar com a carne vermelha. Como os chineses, você deveria usar carne vermelha como um acompanhamento ou uma guarnição, não como o prato principal (exceto nos dias livres e em ocasiões especiais, quando você pode comer o que quiser). Em vez disso, concentre-se nas carnes mais magras e saudáveis em que os países da Dieta Mundial se regalam.

Peixe: você acha uma coincidência que alguns dos países mais saudáveis do mundo são também os lugares onde as pessoas comem peixe diariamente? O peixe é uma grande base para dietas, contanto que você escolha as espécies com baixa concentração de mercúrio. Embora o atum, a cavala e o peixe-espada sejam deliciosos, podem estar contaminados com maiores níveis de mercúrio do que outros peixes, então não consuma mais do que duas porções desses peixes por semana. Entretanto, há muitos peixes que você pode comer despreocupadamente, incluindo a tilápia, a truta, a anchova, o peixe-branco, o linguado, o arenque e a arraia. Salmão é outra boa opção. Você também pode comer quanto marisco quiser; lagosta, caranguejo, mexilhão e camarão também têm baixo nível de mercúrio. A seguinte seleção de frutos do mar ocupa uma grande parte do cardápio diário dos países da Dieta Mundial e todos têm baixo nível de mercúrio:

- Salmão (Japão)
- Arenque (Suécia)
- Marisco (Espanha)
- Mexilhão (França)
- Peixe-branco (Grécia)

Esses e outros peixes são tanto versáteis quanto deliciosos. Como sabem os chefs dos países da Dieta Mundial, é tudo uma questão de como você os prepara (tempera)!

AVES: o frango, que os franceses e os italianos comem regularmente, é muito mais magro e saudável do que a carne de boi — apenas se lembre de comê-lo sem a pele. Frango é uma grande fonte de zinco, ferro, potássio e vitamina B. A carne branca tem metade da gordura que a carne escura e, portanto, muito menos calorias e muito mais proteínas por quilo.

TOFU: faça como os asiáticos e comece a incorporar um pouco de tofu, que é pobre em gorduras, na sua dieta. Experimente prepará-lo com a técnica *stir-fry* e substitua a carne vermelha por ele em pratos com massa. Você pode acabar gostando muito desse alimento tão versátil. Mas, quando for comprar, tome cuidado: embora o tofu seja uma proteína vegetal, uma boa porção de tofu encontrada nos mercados tem a mesma quantidade de gordura, ou até mais, do que muitas opções de proteína animal. Então, quando for comprar tofu, leia o rótulo e procure por um produto que tenha menos de 30% de suas calorias provenientes de gordura. O tofu também pode ser encontrado em diferentes consistências, desde supermacia até muito firme. Você precisa experimentar vários tipos até encontrar aquele do qual mais goste. Se você procura por um tipo substituto da carne, sugiro tentar a questão da firmeza — procure o tofu que tem mais a textura do queijo do que a da gelatina. As variedades mais firmes funcionam melhor na maioria das receitas. Se estiver tendo problemas para decidir qual marca e tipo de tofu é melhor para você, visite o site www.theworlddiet.com para ver uma lista de ótimos sabores existentes.

Hortifruti

Normalmente começo as minhas compras aqui — a seção mais útil da loja para os nossos propósitos. Frutas e vegetais deveriam ser a base da sua dieta. Comece expandindo seu repertório e inclua itens que talvez nunca tenha provado antes. Aqui estão as minhas sugestões, do comum ao exótico.

VEGETAIS

FOLHAS VERDES: você nunca errará com uma porção de folhas verdes, uma categoria dos vegetais supersaudáveis que inclui a couve e o repolho — entre os vegetais mais populares na China. Os gregos também comem muitas folhas verdes, incluindo couve-crespa, que fornece altos níveis de ácido fólico, vitamina C, potássio, magnésio e uma grande gama de fitonutrientes como a luteína e o betacaroteno.

ALGAS MARINHAS: sei que pode parecer engraçado, mas os japoneses comem algas marinhas todos os dias. Não existe vegetal mais naturalmente salgado da que ela. Experimente uma salada de alga fresca num restaurante japonês, e, se gostar do sabor, procure esse produto na forma seca nos setores de importados dos supermercados. *Nori* e *wakame* são os dois tipos de algas marinhas que costumo usar com frequência nas minhas receitas. Algas são um fantástico "mecanismo de transporte" que pode ser um substituto diário do pão. Em vez de embrulhar sua refeição em grossas fatias de pão branco, coloque-a dentro de uma fina folha de alga, que basicamente é fibra pura. Na parte 4, tenho deliciosas sugestões dos muitos usos das algas.

ALHO-PORÓ: a França sabe que o alho-poró pode ser tão versátil quanto a cebola e é incrivelmente bom para a saúde. Outros vegetais de uso frequente dos franceses são a berinjela e a abobrinha.

TOMATES: são familiares ao paladar norte-americano, mas muito frequentemente comemos tomates na forma de molho nas massas e pizzas. Os italianos, israelenses, gregos, suecos e franceses gostam muito de tomates frescos em toda sorte de pratos, às vezes mais do que uma vez ao dia.

Cogumelos: No Japão, China, Coreia, França e Espanha — metade dos países da Dieta Mundial — os cogumelos aparecem em muitas refeições durante a semana. Eles tanto saciam a fome como têm extremamente baixo teor calórico. Há inúmeras variedades e é impossível enjoar deles.

Frutas

Uma ótima ideia é sempre ter frutas frescas em casa — você pode usá-las para uma boa sobremesa ou como um lanche. Em vez de tomar suco de frutas, coma um pedaço de frutas. Se possível escolha frutas com cascas ou sementes comestíveis para aumentar o consumo de fibras. Frutas cítricas também são uma boa escolha. Na Itália, Cingapura e Espanha, é costume ter frutas para a sobremesa e os suecos frequentemente terminam suas refeições com uma tigela de frutas vermelhas. Por que não arriscar experimentar uma fruta que você nunca comeu? Mangostão, *rambutan*, figo, damasco e romã são todas sobremesas populares que podem ser petiscadas nos países da Deita Mundial.

Laticínios

Produtos derivados do leite adquiriram uma reputação ruim na última década, mas não acredite nisso. Ricos em proteínas, cálcio e vitamina D, os laticínios são certamente um dos alimentos mais perfeitos para o corpo humano. Embora metade dos meus dez melhores países (especialmente aqueles da Ásia) quase não consuma laticínios, alguns tomam iogurte diariamente. Na França, Suécia, Grécia e Israel o iogurte faz parte integral da dieta. Experimente um simples iogurte desnatado com frutas para matar a fome num lanche. Evite iogurte com alta concentração de gordura e açúcar. Se for possível, escolha iogurte grego ou uma forma de iogurte islandês chamado *skyr.* Ambos são ricos em proteína e basicamente sem lactose.

Óleos de cozinha

Azeite de oliva: por todo o Mediterrâneo, os cozinheiros preferem o "líquido de ouro" saudável para o coração — azeite de oliva. É uma grande fonte de gordura não saturada e uma base de cozinha extremamente versátil. Use o azeite todo o tempo. Tudo bem, você pode dizer, mas que tipo? Entendo sua dúvida, comprar azeite pode ser uma experiência assustadora. Existe o azeite virgem, extravirgem e o azeite puro. Como escolher entre tantas variedades semelhantes? Sugiro que você escolha o azeite virgem para cozinhar e o mais leve e caro, extravirgem, para molhos de salada — que permite a você apreciar o sabor natural do azeite. Tanto o azeite virgem como o extravirgem são destilados da primeira compressão das azeitonas e têm uma ótima qualidade. Azeites de menor qualidade, que não têm o rótulo "virgem" podem ser chamados "azeite puro" ou "azeite refinado". Apenas os que contêm rótulo de "virgem" ou "extravirgem" com certeza são os azeites verdadeiros.

ÓLEO DE CANOLA: usado em toda a Ásia, o óleo de canola é a outra base dessa cozinha com baixa saturação de gordura. Com os seus ácidos graxos ômega 3, o óleo de canola pode fazer muito bem para o coração. Experimente usá-lo em frituras asiáticas do tipo *stir-fry* e em outras coisas básicas do dia a dia.

ÓLEO DE AMENDOIM E DE GERGELIM: muitas receitas asiáticas para fritura (*stir-fry*) pedem óleo de amendoim ou de gergelim para adicionar sabor ao prato. Tenha sempre esses dois óleos na sua cozinha para dar um pouco mais de vigor aos seus vegetais.

Grãos integrais

Um hábito que *não* vamos tomar emprestado dos franceses é sua fraqueza por baguete de farinha branca, que não tem mais valor dietético do que um pão de forma. Mas há alguns pães integrais e outros alimentos que você poderia pensar em acrescentar à sua dieta.

PÃO SEM FERMENTO: tenha cuidado para não exagerar na seção dos pães, experimente pães sem fermento, como o pita, populares em todo o Mediterrâneo. Tente encontrar as versões integrais dos pães. *Chapati*, uma das muitas comidas indianas que se tornou parte essencial da dieta cingapuriana, é fácil de preparar se você tiver tempo e gostar de cozinhar. É só procurar uma receita na internet. Os únicos ingredientes são farinha integral, água, sal e o óleo de cozinha de sua escolha.

PÃO INTEGRAL: pão preto ou de centeio, que os suecos adoram, tem muito mais teor de fibra e fornece mais energia do que os pães brancos excessivamente processados que comumente nós (e, sim, os franceses) comemos. A densidade dos pães pretos também lhe dão uma sensação de saciedade que os pães mais lights não produzem. Particularmente, eu adoro pães pretos.

ARROZ: o produto número um da dieta asiática, o arroz (especialmente as variedades integrais e enriquecidas) pode ser uma fonte nutritiva de carboidratos. Com mais que dois terços da população do mundo consumindo arroz branco como fonte primária de energia, é difícil condenar o pequenino grão branco. Entretanto, sugiro que opte pelo arroz integral, que tem maior teor de fibras e é mais nutritivo. Outra ótima escolha é o arroz vermelho butanês, comido no Himalaia (se tiver problemas em encontrá-lo procure nas lojas de produtos naturais online). O meu preferido é o arroz selvagem — mas você sabia que ele nem pertence à família do arroz? Arroz selvagem é na verdade um vegetal e é incrivelmente delicioso. Arroz negro é outra forma popular.

MACARRÃO: outro favorito internacional, então por que não tentar alternativas mais saudáveis do que o seu tradicional espaguete? Macarrão de arroz integral, macarrão de *udon*, massa de grãos integrais, *shirataki* (macarrão de algas marinhas), macarrão de feijão-da-china e especialmente macarrão de *soba* (trigo-mouro) — todos alimentos que têm um papel fundamental na dieta japonesa — são ótimas opções que valem ser experimentadas. Eles têm a tendência de ser mais densos e satisfazer mais do que o macarrão que os norte-americanos geralmente comem. *Shirataki* são finos, translúcidos e gelatinosos macarrão japones feito de batata *konjac*. A palavra *shirataki* significa "cachoeira branca", que é uma descrição bastante apropriada desse macarrão. Composto em grande quantidade de água e *glucomannan*, uma fibra dietética solúvel em água, eles são pobres em carboidratos, livres de gordura e com alto teor de fibra. Você pode comprar tanto *shirataki* quanto tofu *shirataki* em lojas online especializadas, como a mundoverde.com.br, por exemplo.

BULGUR: um tipo de trigo quebrado, é comido na Grécia e por todo o Oriente Médio. É uma alternativa maravilhosamente saudável aos grãos mais refinados. Se você não encontrar *bulgur* no corredor de arroz, procure na seção de alimentos a granel do seu mercado da vizinhança.

Legumes e feijões

Como na dieta de praticamente todos os dez países da minha lista, legumes são parte essencial de uma dieta saudável. Além de serem ricos em fibras e pobres em gordura, feijões são fáceis de preparar, fáceis de guardar e também baratos. São uma das proteínas mais versáteis que você pode adicionar à sua dieta. Eles o satisfazem, fornecem a quantidade certa de gordura saudável e têm um sabor delicioso. Você pode até pensar em usá-los para substituir dois terços da carne (ou até mesmo toda ela) no chili e nas sopas. Essa é uma ótima forma de adicionar conteúdo nutricional e subtrair gordura de sua dieta. Aqui estão alguns dos legumes favoritos de países ao redor do mundo:

- Grão-de-bico (Espanha, Itália, Israel, Grécia)
- Feijão *cannellini* (Itália)
- Lentilha (França, Israel, Espanha)
- Feijão-de-lima (Espanha, Grécia)
- Fava (Grécia, Israel)
- Soja (Japão)
- Feijão-preto (China)

Você pode comprar a maioria desses legumes, tanto secos quanto enlatados, em supermercados ou lojas de conveniência. Se você tiver tempo para deixar o feijão de molho e cozinhá-lo, sem dúvida compre os secos, mas, se não tiver tempo, não se preocupe. Frequentemente legumes enlatados são a melhor opção se você tem pressa na cozinha, e se escolher esse atalho não sacrificará qualquer propriedade nutricional do produto. Obviamente, legumes frescos são muito melhores da perspectiva do sabor, porém feijões congelados ou enlatados não deixam de ser deliciosos, e preparar suas refeições com eles pode ser uma economia de tempo inestimável.

Molhos, temperos e condimentos

Com a mistura certa de temperos você pode adicionar sabor facilmente a qualquer prato sem adicionar calorias extras em excesso.

Molhos e temperos

Molho de soja: na China, Coreia, Japão e Singapura, as pessoas entendem a versatilidade do molho de soja — motivo pelo qual adicionam o molho a praticamente todos os pratos. Molho de soja quase não tem caloria, e pode acrescentar sabor às sopas, frituras e proteínas. Você encontrará a versão com baixo teor de sódio nos grandes supermercados.

Outros molhos chineses: o molho *hoisin* e o de ostras estão entre os muitos molhos chineses que você pode usar para acrescentar sabor aos pratos. Molho de feijão-preto, outro derivado do molho de soja, é muito bom quando se usa a técnica do *stir-fry*. Procure esses molhos nos mercados asiáticos ou nos grandes supermercados. Tome cuidado para não escolher molhos com alto teor de açúcar e ingredientes artificiais.

Vinagre balsâmico: é um dos meus produtos favoritos — um ingrediente essencial em muitos molhos de salada e também um maravilhoso toque para um ensopado. Você pode colocá-lo em frutas cortadas na sobremesa. O vinagre balsâmico dá um sabor inacreditável aos pratos sem adicionar nenhuma caloria.

Molho de tomate fresco: os italianos sabem que o molho de tomate fresco caseiro não serve somente para uma boa massa. Tente usá-lo como suco e em outros vegetais para criar um acompanhamento nutritivo.

Condimentos

Não se controle ao encher o seu armário de condimentos. Experimentar condimentos exóticos é uma ótima maneira de dar uma nova vida aos pratos familiares — e aumentar seus benefícios à saúde. Como outros produtos dessa dieta, você deve já ter usado alguns desses condimentos diariamente na sua cozinha; outros podem ser completamente desconhecidos. Muitos têm propriedades anti-inflamatórias, antibacterianas e antimicrobianas. Vale a pena tê-los à mão. Aqui estão algumas sugestões, caso não os tenha.

AÇAFRÃO-DA-TERRA: esse condimento é usado em Cingapura, Japão e Israel. Foi provado que ele ajuda no combate a toda sorte de doenças e acrescenta uma cor impressionante aos pratos.

AÇAFRÃO: é bem caro, mas os espanhóis consideram esse condimento amarelo brilhante um investimento que vale a pena.

HORTELÃ: os povos do Oriente Médio usam hortelã em muitos alimentos. Você também deveria fazer o mesmo! Adicione água quente e terá o chá mais delicioso do mundo.

ERVAS DE PROVENÇA: usamos regularmente muitas ervas, mas as ervas da Provença francesas, uma mistura de alecrim, estragão, manjerona, sálvia e tomilho, são imbatíveis.

ORÉGANO E MANJERICÃO: esses dois produtos da dieta italiana são grandes combatentes na luta contra os germes e algumas doenças — além de ter um sabor delicioso.

CHILI: em Cingapura, Japão, China e Coreia, os cozinheiros usam óleo e pasta de chili, bem como os poderosos chilis vermelhos em todo tipo de prato. Condimentar seus pratos é uma ótima maneira de acrescentar sabor sem gordura a qualquer refeição.

Outros artigos da despensa

ALHO: a vida sem o alho seria inconcebível para povos de muitos países: Itália, Espanha, Coreia e França. Você provavelmente tem familiaridade com o sabor denunciador (e aroma) deste pequeno *allium*, mas você sabia que o alho pode abaixar a pressão e reduzir o risco de enfarte e derrame cerebral? Você pode comprar dentes de alho frescos ou usar alho enlatado picado. Eu uso até mesmo alho desidratado em pó de vez em quando.

CALDO: são amplamente populares em todos os lugares, desde o Japão à França. Os jantares chineses e cingapurianos frequentemente começam com uma sopa leve, que provoca saciedade sem a adição de muitas calorias. Como em outras receitas, você pode optar em fazer o seu caldo a partir do zero ou comprá-lo enlatado ou na forma de caldo de carne (quando possível escolha as variedades com baixo teor de sódio). No mundo ideal, o certo seria prepararmos todas as receitas, mas muitos de nós, inclusive eu, não têm tempo. Porém o mais importante é que comece a incorporar esses alimentos saudáveis na sua dieta. Não opte por porcarias só porque você não tem tempo de fazer o seu próprio caldo.

CHÁ: gosto demais de chá, e as pessoas ao redor do mundo também. Encha a sua despensa com a maior variedade de chá possível. Dependendo da sua preferência por cafeína, escolha chá-preto (que contém o mais alto teor de cafeína), chá-verde (teor de cafeína moderado), chá *oolong* (com um pouco mais de cafeína que o verde) até ervas descafeinadas. Não há motivo para beber refrigerantes carregados de açúcar e com alto teor calórico quando os chás naturais não têm calorias e são deliciosos.

CAFÉ: seja ele instantâneo, *espresso*, de cafeteira ou outro, o café pode ser uma ótima maneira de estimular sua energia e controlar temporariamente o seu apetite.

Agora que você já tem uma visão geral dos ingredientes básicos, deve procurá-los nos supermercados da região. De agora em diante voltemos nossa atenção a como preparar da melhor maneira possível todos esses produtos.

CAPÍTULO 15

Familiarizando-se com as técnicas de cozinhar e com as ferramentas dos 5 Fatores

Pode parecer óbvio, mas ainda vale a pena salientar que a *maneira* como você cozinha é tão importante quanto *o quê* você cozinha. Aposente a fritura com grandes quantidades de óleo e considere jeitos mais saudáveis de preparar sua refeição — modos que povos ao redor do planeta têm usado há séculos para permanecer saudáveis. Reuni algumas das técnicas que são mais usadas nos dez países da minha lista e que também acabam sendo extremamente saudáveis (coincidência? acho que não). Se você ainda não dominou essas simples técnicas culinárias, encorajo você a aprendê-las rapidamente. Envolver-se no processo de preparo da comida — e saber o que vai nessa comida — é a chave para alcançar a saúde a longo prazo.

TÉCNICA

COZINHAR NO VAPOR

Os chefs chineses, japoneses, cingapurianos e italianos sabem como — sem mencionar que é bom para você — a comida feita no vapor é deliciosa. Cozinhar no vapor — que consiste em colocar o alimento em um escorredor acima da água quente, em uma panela fechada — preserva muito mais os nutrientes do que qualquer outra técnica de cozinha. Realmente incentivo você a entrar na onda do vapor. Não se arrependerá!

Os equipamentos

O que acha de comprar um escorredor para cozimento a vapor em qualquer loja de utensílios domésticos? Um escorredor de alumínio não é caro, nem ocupa espaço no seu armário — você poderá usá-lo no preparo de qualquer prato. Para cozinhar no vapor, coloque uma lâmina de alguns centímetros de água no fundo de uma panela; depois, coloque o escorredor com os vegetais acima da água quente e tampe. Em poucos minutos você poderá desfrutar de uma comida perfeitamente cozida e deliciosa.

Você também pode pensar em investir na compra de uma panela de arroz elétrica — se quiser fazer arroz ao estilo japonês. Você pode comprar um modelo básico por aproxidamente R$ 100,00. Alguns dos modelos mais avançados são versáteis e, além de serem usadas no preparo de arroz e vegetais, são utilizadas no preparo de peixes, aves e outros pratos principais.

Técnica
Stir-fry

Essa técnica consiste em cozinhar os alimentos (normalmente pequenos pedacinhos cortados de carne e vegetais) em fogo alto em uma panela com um pouco de óleo, geralmente se usa o óleo de canola ou azeite. *Stir-fry* é um método excelente que dá sabor delicioso aos *fast foods*.

Os equipamentos

Stir-fry se torna uma técnica fácil se você tiver a panela *wok* (panela chinesa própria). Pegue uma panela grande, larga e redonda — do tipo caçarola, usada diariamente pelos chefs chineses — para fritar rapidamente os alimentos sem muito óleo. As panelas chinesas *woks* geralmente são feitas de aço laminado, que torna mais fácil controlar a temperatura do cozimento. Há muitas boas panelas chinesas, mas eu recomendo que adquira uma que seja antiaderente a fim de facilitar a limpeza.

Se você não quiser comprar uma *wok*, você pode fritar superficialmente os alimentos em uma grande caçarola. Essa é outra boa maneira de reduzir o uso do óleo sem sacrificar qualquer sabor.

TÉCNICA

ASSAR

Assar é o segredo francês para a perfeição da carne bovina e das aves. Um prato bem assado é crocante por fora e macio e suave por dentro. Assar também é uma maneira deliciosa e rápida de cozinhar diversos tipos de vegetais. Para assar os alimentos, você deve cozinhá-los descobertos no forno alto. É uma maneira saudável de preparar os pratos.

OS EQUIPAMENTOS

Sempre tenha à mão assadeiras — não apenas no Natal! Recomendo uma boa assadeira antiaderente. Não se esqueça de colocar uma grelha na assadeira, pois ela vai fazer com que a gordura da carne caia na assadeira, o que minimiza a quantidade de gordura da carne que será servida. Você ainda pode usar um pouco dessa gordura que saiu do assado para fazer um molho.

E não se esqueça... do forno micro-ondas

Você entendeu corretamente — micro-ondas. Não tenha medo de se aproveitar das vantagens da modernidade como o forno micro-ondas — que pode cozinhar no vapor todo tipo de alimento em questão de minutos. Mas o micro-ondas não é apenas um equipamento conveniente para pessoas que têm uma vida apressada. Ele também faz bem à saúde. Por aquecer a comida rapidamente, o micro-ondas preserva mais as vitaminas e minerais que qualquer outra técnica culinária. Ele também pode fazer com que você aumente sua seleção de alimentos saudáveis no mercado. Há inúmeras marcas de arroz integral que podem ser feitas no micro-ondas e que ficam prontas em minutos. Não pense que está "se enganando" se preparar seu jantar no micro-ondas. Em vez disso, dê atenção à coisa mais importante: o que vai comer no jantar. O micro-ondas pode ser uma grande ajuda na sua jornada de viver de modo saudável. Se souber como usá-lo, nunca terá uma desculpa para não comer de maneira saudável.

Técnica
Cozinhar

Os espanhóis e chineses amam a técnica de cozinhar, e você deveria gostar muito dela também. É o processo simples de cozinhar lentamente os alimentos em uma panela grande e tampada; uma técnica eficiente de preparar carne e vegetais. Cozinhar é especialmente bom para refeições que são um prato só — como grão-de-bico espanhol ou espinafre no vapor. Os japoneses também fazem comidas no vapor maravilhosas, como o *sukiyaki*, uns dos meus pratos favoritos.

Os equipamentos

Mesmo se você é aquela pessoa que só cozinha de vez em quando, provavelmente tem o único equipamento de que precisa para começar a usar a técnica do vapor: um refratário grande (com uma tampa) ou uma panela de ferro.

Atalhos

Não tenha medo de tomar atalhos na cozinha. Se estiver com pressa, use arroz congelado ou aquele que pode ser feito em um minuto, ou compre frango pré-cozido ou enlatado para colocar nas saladas e sopas acrescentando proteína à refeição. Vegetais congelados, pré-cortados, prontos para serem fritos rapidamente pelo método *stir-fry* também são uma grande conveniência. Feijões e lentilhas enlatados podem ser um atalho indispensável. Não há motivo para deixar os legumes de molho da noite para o dia a não ser que tenha tempo e goste dessa tarefa. O resultado final é muito mais importante do que o processo.

CAPÍTULO 16

O estilo de vida dos 5 Fatores

Agora que você conhece todos os novos ingredientes e as técnicas de cozinha com os quais trabalharemos, vamos considerar outro fator que contribui para a saúde nos países da minha Dieta dos Países Magros: estilo de vida. Lembre--se, meus 10 países favoritos compartilham mais do que apenas o amor pelos vegetais. Eles também são ligados por costumes culinários que os ajudam a ter uma perspectiva correta da comida: como o alimento para ser apreciado e saboreado e não apenas para ser engolido. Vejamos algumas lições que podemos aprender com as suas tradições.

Lição 1: sem pressa

Eu já disse isso antes e provavelmente direi novamente: "diminuir o passo" na alimentação não apenas trará mais prazer ao momento da refeição, mas também ajudará no controle do tamanho das porções, e, com o tempo, na perda de peso. Da Espanha a Israel, o povo demora horas em suas refeições. E notavelmente, apesar dos franceses e italianos serem famosos por suas refeições de oito pratos, eles comem em geral menos do que conseguimos nos empanturrar em apenas um prato.

Refeições estruturadas e mais demoradas — do tipo que os franceses tornaram famosas — são uma estratégia excelente tanto para acrescentar variedade às suas refeições quanto para controlar as calorias que são ingeridas. Via de regra, a sensação de saciedade costuma ser deixada para trás pelo seu apetite: você pode continuar esfomeado mesmo depois de ter comido mais do que o suficiente. Se você conseguir se controlar para protelar o seu apetite temporariamente, acabará tendo um sentimento de satisfação em dado momento. Fazer suas refeições mais lentamente é uma boa maneira de alcançar esse equilíbrio.

Eu sou o primeiro a reconhecer que um jantar demorado à mesa pode não ser possível em nossas vidas agitadas, mas, apesar dos nossos compromissos, todos podemos fazer um esforço para diminuir um pouco a velocidade, para sentar em uma mesa de verdade e comer um prato de verdade. Faça um voto para parar de comer em pé ou comida em pratos de isopor. Sempre que possível, divida suas refeições em diferentes pratos para não se encher de comida. Essa é uma ótima técnica tanto para reduzir a quantidade de comida quanto para aumentar sua satisfação com ela.

Lembre-se: comer é, ou deveria ser, um evento. Deveria ser mais do que simplesmente "alimentar".

A solução dos *hashis*

Tendo dificuldades para diminuir o ritmo da refeição? Aqui vai uma ideia: de vez em quando faça como os asiáticos, use os *hashis*. Você não precisa comer pratos asiáticos para fazer uso deles. Os *hashis* são ótimos para qualquer comida que não precisa ser cortada.

Mesmo que você seja uma pessoa do tipo que come rápido, pode descobrir que o hashi, pelo seu design, o ajudará a diminuir a velocidade da sua maneira de comer. Em vez de colocar muita comida no garfo ou encher a boca com uma enorme colherada, você pode comer apenas o que os *hashis* conseguem segurar. Você pode conferir nas lojas de produtos orientais da sua cidade, ou em pesquisas na internet, os vários tipos de *hashi* que pode encontrar perto de você e usar diariamente.

Lição 2: divirta-se

Se começar a gastar mais tempo com as refeições, talvez também descubra que vai divertir-se durante esses momentos. Em todos os países Top 10 da minha lista, a praça de alimentação é uma inovação recente — e infeliz. Para a maioria das pessoas no mundo, comer significa reunir-se ao redor da mesa com familiares e amigos, discutir o que aconteceu durante o dia. Comer significa comunidade e alegria em comum.

Fazer um pequeno esforço extra para "embelezar" sua refeição é outra maneira para aumentar o prazer de comê-la. Em vez de engolir um *fast food* sem guardanapos, os japoneses acreditam que a apresentação é tão importante quanto a comida em si. Eles fazem de tudo para que cada detalhe do prato esteja perfeito, da forma do peixe até a cor do nabo em conserva. Os japoneses também acreditam que a comida deve estimular os cinco sentidos, inclusive a visão, e assim tentam fazer um prato colorido com vários ingredientes de diferentes grupos de alimentos. A consideração com a estética frequentemente resulta no aumento do valor nutricional de sua refeição.

Os japoneses também servem as refeições em pequenos pratos — e quanto mais decorados melhor. Esse truque não torna apenas o prato mais atraente, mas também serve a um propósito duplo de diminuir o tamanho da porção e prolongar a duração da refeição.

Lição 3: tudo com moderação

Manter um peso saudável requer a limitação do tamanho da porção, e, se há algo que liga os países da Dieta Mundial, é a crença na fina arte da moderação. A partir da disciplina japonesa do *hara hachi bunme*, ou comer até ficar 80% satisfeito, até a prática sueca do *lagom*, ou comer "o suficiente", as pessoas ao redor do planeta sabem quando dizer "chega". Os franceses, embora famosos pela riqueza da sua comida, fazem questão de não exagerar. Preferem restringir o tamanho das porções do que fazer uma seleção dos alimentos. Os espanhóis fazem o mesmo, comem o que querem — inclusive queijos gordurosos e carne suína defumada —, mas tudo dentro dos limites.

Lição 4: misture tudo

Atingir o equilíbrio correto dos alimentos e sabores em cada refeição é uma ótima maneira de manter sua dieta interessante, divertida e nutritiva. A variedade, como a representada pelo *smorgasbord* sueco*, realmente é o tempero da vida. Os japoneses, chineses e coreanos adotaram o estilo dos "5 Sabores" — isso significa que tentam incorporar todos os cinco sabores em uma única refeição (amargo, doce, picante, salgado e azedo).

Lição 5: seja criativo

Divertir-se, tanto cozinhando quanto comendo, é essencial para manter uma relação saudável com a comida — sem mencionar a manutenção de um peso saudável. Não pense em cozinhar como uma obrigação doméstica, mas como uma oportunidade estimulante para exercitar sua criatividade. Quando está preparando uma comida, não se deixe escravizar pela receita. Conforme ficar mais seguro na cozinha, será capaz de improvisar mais — como fazem os espanhóis. Mudar um ou dois ingredientes no prato pode levar a resultados deliciosos inesperados.

Como fazem muitas outras culturas, convide seus filhos para ajudá-lo na cozinha e os envolva no processo do preparo das refeições. Passar as receitas de uma geração para outra é, ou deveria ser, uma parte importante da tradição familiar e fará com que sua cozinha se torne mais cheia de vida. Transmitirá lições valiosas aos seus filhos e poupará a si mesmo um pouco de trabalho no processo!

* Essa especialidade consiste numa série de pratos pequenos, dos quais se pode ir petiscando. Pode incluir, por exemplo, uma série de pratos de arenque (com *pickles* doces, salteado com cebola, mostarda, molhos etc.), almôndegas suecas, salmão, saladas, ovos, pão, batatas cozidas e fritas. (N. T.)

Lição 6: exercícios

Muitas culturas têm um esporte nacional. No meu país natal, Canadá, é o hoquei (e o lacrosse*). Nos Estados Unidos, é o beisebol. Na Itália, Espanha e em muitos outros países europeus, é o futebol. Os japoneses e os coreanos praticam artes marciais como o karatê e o *tae kwon do*. Na China as pessoas de todas as idades se reúnem em parques ao amanhecer para o tai chi. Os suecos preferem caminhar pelas florestas e outras atividades saudáveis ao ar livre.

Embora todos esses passatempos sejam elogiáveis (e frequentemente muito divertidos), não explicam, necessariamente, por que pessoas em alguns países são tão mais magras do que em outros. Quando eu pesquisava para escrever este livro, me deparei vez após outra com aquela coisa que realmente parece diferenciar as nações saudáveis das "não tão saudáveis": andar. As pessoas que andam mais no seu dia a dia estão em melhor forma, tendem a ter menor peso e viver mais do que aquelas pessoas que são sedentárias. É simples assim. Um recente estudo australiano mostrou uma relação inversa entre o quanto uma pessoa pesa e quantos passos ela dá por dia, significando que quanto mais você anda, menos você pesa.

O problema do Ocidente, e ainda outra grande razão pela qual estamos nos tornando obesos, é que nós simplesmente não caminhamos o suficiente. A maioria de nós dá entre 3 mil e 5 mil passos por dia. Mas para ser saudável, os médicos recomendam o dobro, ou aproximadamente 10 mil passos, *todo santo dia*. Isso significa quase 8 quilômetros diários, o que, de acordo com a departamento de saúde pública dos Estados Unidos, é o gasto mínimo para manter o sistema cardiovascular saudável. Às vezes caminhar mais é tudo que você precisa para transformar a sua vida. Você dormirá melhor, respirará melhor e perderá peso.

É mais fácil dizer do que fazer, certo? Talvez não. O ponto-chave que você precisa lembrar é: *todo passo entra na conta*. Você não tem que suar num trabalho duro para fazer exercícios. Você pode simplesmente atravessar a sala para atender ao telefone ou ir lá fora pegar a correspondência.

* É um esporte de equipe popular principalmente nos Estados Unidos e no Canadá, jogado por 10 jogadores (equipes masculinas) e 12 (equipes femininas), em que cada jogador usa um stick com uma rede (o *crosse*) e, através de passes e recepções de uma bola de borracha, têm o objetivo de marcar gols (Fonte: http://pt.wikipedia.org/wiki/Lacrosse). (N. T.)

Existe um sem número de maneiras de incorporar mais caminhada ao seu dia a dia. Experimente uma *passeggiata* antes ou depois do jantar, passeando pelo bairro todo no final de tarde, antes de escurecer. Ou faça um *passeo* ao estilo espanhol no domingo para ajudar a fazer a digestão da sua grande refeição semanal.

Existem outras maneiras para você aumentar o número de passos diário. Vez por outra deixe seu carro em casa. Em vez disso use o transporte público — mesmo que tenha de andar 15 minutos até a próxima estação. Na verdade, quanto mais longe a estação for da sua casa, mais o seu corpo vai lhe agradecer no final. Se você já usa o transporte público, saia de casa um pouco mais cedo e desça uma estação antes, ou uma depois, da sua e ande o restante do caminho. Você pode descobrir algumas coisas interessantes sobre sua cidade nesse processo.

Se você não mora em uma região que não tenha transporte público, divida o carro com o seu vizinho e caminhe até a casa dele para pegar carona (depois gaste todo o dinheiro que economizou para comprar um novo jeans, um tamanho menor!). Se você é viciado em dirigir, escolha o pior lugar de todos no estacionamento do supermercado e caminhe até a loja. No aeroporto, não use a esteira rolante e vá de um terminal ao outro caminhando. Se você trabalha em edifício com elevador, use as escadas ao invés dele — para começar, apenas uma vez por semana, depois duas ou três vezes (muitos edifícios ao redor do mundo não são equipados com escada rolante e elevadores, o que obriga as pessoas a usarem as escadas — e fortalecer suas pernas nesse processo). Se você trabalha num escritório, faça um esforço de caminhar pela sala para comunicar-se com os outros colegas pessoalmente. Talvez isso faça com que tenha um estilo de vida menos eficiente, mas seu corpo será mais eficiente.

Se você passa muitas horas por dia ao telefone no trabalho ou em casa, invista em um headset e ande um pouco enquanto fala. Talvez você consiga até fazer algum trabalho em casa! Prometo que todo exercício, mesmo que pequeno, que você coloque na sua rotina trará um grande impacto na sua saúde a longo prazo.

As vantagens essenciais do "transporte ativo"

Andar para manter a forma é ótimo, mas andar para pegar transportes públicos pode ter até benefícios melhores. Um estudo recente apontou que o "transporte ativo" — ou chegar onde quer que você precise caminhando ou andando de bicicleta — é um fator-chave para a saúde no longo prazo.[45] Os norte-americanos, que têm a menor taxa de transporte ativo entre os países estudados (apenas cerca de 8% de nós usa o transporte ativo para ir ao trabalho), também têm a mais alta taxa de obesidade, enquanto os europeus, que habitualmente caminham ou andam de bicicleta para ir trabalhar, têm a menor taxa de obesidade. Enquanto os europeus fazem a maior parte das suas tarefas diárias a pé, nós usamos carros para 55% das idas e vindas de meio quilômetro e 85% para aquelas de um quilômetro.

Nem mesmo consigo expressar como é importante superar a sua dependência do carro (apenas um pouquinho) e colocar algum exercício de intensidade moderada e baixo impacto na rotina diária. Para explicar melhor minha teoria, deixe-me lembrá-lo de uma estatística marcante citada anteriormente neste livro. O europeu médio caminha anualmente 380 quilômetros, e anda 186 quilômetros de bicicleta; enquanto o norte-americano médio caminha 140 quilômetros e anda de bicicleta apenas 39 quilômetros. A diferença que isso faz no controle de peso é enorme, somando 2,5 quilos a 4,5 quilos de gordura queimada todo ano na Europa comparado com apenas um quilo nos Estados Unidos. Considere o impacto dessa diferença em diversos anos.

Se fizer tudo isso junto, todas essas medidas talvez não sejam suficientes para que alcance o objetivo dos 10 mil passos diários. Tudo bem. Antes de tudo, você deveria tentar melhorar o seu nível de atividade gradualmente. Depois de algumas semanas em que aumentar os seus passos diários, você pode contribuir para o seu objetivo fazendo uma rápida caminhada pela vizinhança várias manhãs por semana. Encontre um companheiro (ou carregue seu iPod) para tornar essas jornadas mais divertidas. Ou leve um par de tênis confortável para o trabalho e gaste parte do horário do almoço andando à toa. Se você quiser aumentar a sua meta e realmente começar a perder peso, tente ir além do 10 mil passos básicos e caminhe até 15 mil passos por dia.

Existem muitas atividades simples que você pode fazer para tornar seu estilo de vida um pouco mais saudável. Um estudo mostrou que as mulheres que caminham num passo moderado apenas uma hora por semana reduziram significativamente o risco de infarto.[47] Caminhada regular também provou reduzir a pressão sanguínea, diminuir o risco de diabetes e derrame cerebral e aumentar a capacidade dos pulmões. A inatividade é o contribuinte principal para os problemas crônicos de saúde, portanto quanto mais você se exercitar, mas saudável você será.

O pedômetro: um passo na direção certa

Talvez esteja chocado ao perceber quantos passos você dá todos os dias — e não de uma boa maneira. O melhor jeito de quantificar exatamente o quanto você anda é por meio de um pedômetro, um dispositivo que conta os passos e que você pode prender no seu cinto ou amarrá-lo no tornozelo. Os estudos provaram que o uso do pedômetro ajuda a ampliar a consciência das pessoas sobre os seus movimentos e assim, com alguma sorte, aumentá-los. Um estudo da Universidade de Stanford descobriu que as pessoas que usaram pedômetros elevaram as atividades físicas em 27%, ou 2 mil passos (1,6 quilômetros aproximadamente) todos os dias.[46] Eles também diminuíram o índice de massa muscular das pessoas (IMC).

O pedômetro é barato: o modelo básico pode custar por volta de R$ 50. Eles também são bem leves e cabem em qualquer bolsa ou bolso. Usar um pedômetro pode ajudá-lo a determinar exatamente o quanto você caminha por dia — e o quanto deveria ter caminhado. Se usar um pedômetro tente manter um registro diário das distâncias percorridas e acompanhar sua melhora com o tempo. Seu progresso vai estimular você a continuar caminhando.

Toda essa conversa sobre exercícios abriu seu apetite? Se abriu, está excelente. Pois, de uma forma mais enfática, já é tempo de você trabalhar arduamente em algumas das receitas mais saudáveis — e mais deliciosas — do planeta.

PARTE 4

Receitas da Dieta dos Países Magros

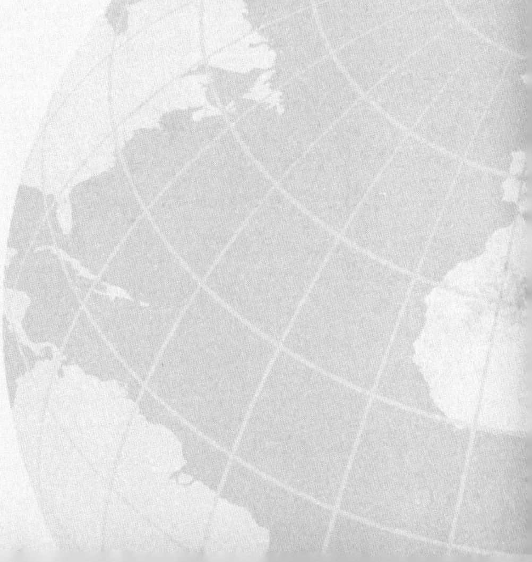

Café da manhã

SOPA DE MISSÔ COM TOFU

SERVE 2 PORÇÕES
TEMPO DE PREPARO: 5 MINUTOS
TEMPO DE COZIMENTO: 15 MINUTOS

O missô pode ser encontrado nos mercados japoneses e na seção de congelados de muitos supermercados. Existem diferentes variedades, mas nessa receita usamos a variedade mais suave e levemente colorida.

Se encontrar, use o tofu com menor teor de gordura.

DICA: verifique as sopas de missô instantâneas, agora disponíveis em alguns mercados. Apenas adicione água para obter o rápido café da manhã no estilo asiático.

1 lata (420 gramas) de caldo de galinha com baixo teor de sódio
2 colheres de sopa de pasta de missô levemente colorida
1 colher de sopa de saquê ou vinagre de arroz
½ xícara de vagem congelada
¾ de xícara de tofu "de seda" cortado em cubinhos
1 cebolinha-francesa picada
1-1½ xícara de arroz integral cozido, morno

Aqueça 1 xícara do caldo de galinha em uma panela pequena em fogo médio. Misture a pasta de missô. Cozinhe por três minutos, amasse a pasta contra as bordas da panela para ajudar a dissolvê-la. Adicione o restante do caldo, 1 xícara de água, o saquê e deixe levantar fervura. Abaixe o fogo e cozinhe em fogo brando por seis minutos. Adicione as vagens e cozinhe por mais dois minutos.

Adicione o tofu. Remova a panela do fogo e deixe descansar por três minutos. Coloque a sopa em duas tigelinhas e guarneça com as cebolinhas. Se desejar, sirva arroz como acompanhamento.

SOBA COM PEPINO E REPOLHO

SERVE 2 PORÇÕES
TEMPO DE PREPARO: 5 MINUTOS
TEMPO DE COZIMENTO: 5 MINUTOS

No Japão o macarrão *soba* é servido quente ou frio, no café da manhã, almoço e jantar. Se não conseguir encontrar o *soba*, substitua-o pelo espaguete integral.

1 colher de sopa de molho de soja com baixo teor de sódio
1 colher de sopa de vinagre de arroz
1 colher de sopa de suco de limão fresco
120 gramas de macarrão *soba* ou *udon*
½ peito de frango sem pele e desossado (cerca de 120 gramas), cortado em cubinhos ou tirinhas
2 cebolinhas-francesas picadas
1 pepino ou ½ pepino inglês sem casca, sem semente e cortado em fatias
1 xícara de salada de repolho

Em uma pequena tigela, junte o molho de soja, o vinagre, o suco de limão e o óleo até misturar bem.

Cozinhe o macarrão *soba* de acordo com as instruções da embalagem. Passe o macarrão na água fria e reserve.

Em uma tigela grande, misture o *soba*, o frango, a cebolinha, o pepino e a salada de repolho. Coloque o molho de soja e sirva.

Almoço

SOBA STIR-FRY

SERVE 2 PORÇÕES
TEMPO DE PREPARO: 10 MINUTOS
TEMPO DE COZIMENTO: 20 MINUTOS

O macarrão japonês *soba* de cozimento rápido é feito de trigo-mouro, que tem mais fibras do que o macarrão japonês de trigo ou arroz.

90 gramas de macarrão *soba*
120 gramas de tofu extrafirme, escorrido e cortado em cubinhos
Sal a gosto
1 talo de brócolis picado
60 gramas de vagem
1 colher de sopa de pasta de amendoim com baixo teor de gordura
1 colher de sopa de vinagre de arroz
1 colher de sopa de molho de soja com baixo teor de sódio
1 pitada de pimenta picada
2 dentes de alho picados

Cozinhe o macarrão japonês *soba* de acordo com as instruções da embalagem. Escorra, lave em água fria corrente para que não fique grudento. Reserve.

Em uma frigideira grande, untada e aquecida em temperatura média alta, adicione o tofu e salgue. Frite, mexendo, de vez em quando, por 8 minutos até dourar. Transfira o tofu para uma travessa.

Unte a frigideira novamente e mantenha o fogo em temperatura média alta. Adicione o brócolis, a vagem e uma lâmina de água. Tampe e cozinhe por 5 minutos, até que os vegetais fiquem macios e crocantes.

Enquanto isso, prepare o molho. Em uma pequena tigela, misture a pasta de amendoim e 2 colheres de sopa de água. Acrescente o vinagre, o molho de soja e a pimenta — se desejar.

Adicione o macarrão reservado, o tofu, o alho e o molho dos vegetais. Cozinhe mexendo por mais 2 minutos para aquecer o macarrão.

Sirva.

Arroz frito com cogumelos e edamame (feijão-de-soja-verde)

Serve 2 porções
Tempo de preparo: 10 minutos
Tempo de cozimento: 7 minutos

Você encontrará arroz integral e o *edamame* na seção de congelados dos supermercados. Arroz integral instantâneo é outra opção.

- Sal e pimenta-do-reino
- 1 clara de ovo levemente batida
- 150 gramas de cogumelo do tipo *shitake*, limpo, seco e fatiado
- ¾ de xícara de feijão-de-soja-verde congelado
- 2 dentes de alho picado
- 1 xícara de arroz integral cozido
- 4 cebolinhas-francesas picadas diagonalmente
- 3 colheres de sopa de suco de limão fresco
- 1 colher de sopa de molho de soja com baixo teor de sódio

Unte uma frigideira grande antiaderente e mantenha o fogo na temperatura média. Tempere o ovo com sal e pimenta-do-reino a gosto. Coloque o ovo na frigideira e não mexa por um minuto até formar uma omelete bem fininha. Desprenda a omelete da frigideira com uma espátula de borracha. Retire a omelete da frigideira, enrole e corte-a em fatias transversais bem fininhas.

Unte novamente a frigideira e mantenha o fogo na temperatura média. Adicione os cogumelos, o feijão e o alho. Cozinhe, mexendo sem parar, por 4 minutos até os cogumelos ficarem macios. Junte o arroz, as fatias fininhas da omelete, a cebolinha, o suco de limão e o molho de soja. Cozinhe por mais 2 minutos, misturando os ingredientes, até esquentar o arroz. Sirva.

Lanche

SUSHI DE SALMÃO DEFUMADO COM *NORI*

SERVE 2 PORÇÕES
TEMPO DE PREPARO: 10 MINUTOS

Para permanecer no programa dos 5 Fatores, uso arroz integral para esse sushi. Arroz integral não fica grudado da mesma maneira que o arroz de sushi, e talvez seja mais difícil trabalhar com ele.

1 ½ xícara de arroz integral cozido.
1 colher de sopa de vinagre de arroz
2 colheres de chá de molho de soja com baixo teor de sódio e um pouco mais para servir
Molho de soja para servir
2 folhas de *nori* (alga seca)
120 gramas de salmão defumado cortado em tiras
½ xícara de vagem fatiada longitudinalmente
2 colheres de sopa de suco de limão fresco, dividido

Em uma tigela média, coloque o arroz, vinagre e o molho de soja.

Para fazer os rolinhos, coloque sobre a esteirinha de bambu uma folha de *nori* com a parte brilhante para baixo. Umedeça levemente sua mão. Faça 3 camadas sobre a folha de *nori*. Para a primeira camada espalhe metade da porção de arroz sobre o *nori* deixando 3,5 centímetros aproximadamente de cada lado da folha de *nori*. Coloque sobre a camada de arroz metade das tiras de salmão em uma linha horizontal sobre o meio do arroz. Adicione sobre a camada do salmão metade da vagem em uma linha horizontal. Respingue 1 colher do suco de limão sobre o arroz.

Com o auxílio da esteira de bambu enrole a folha de *nori* como rocambole, pressionando para que o recheio fique bem homogêneo. Transfira o rocambole para um prato, cubra com papel de toalha limpo e umedecido e coloque na geladeira. Repita o mesmo procedimento com o restante dos ingredientes e a folha de *nori*.

Remova o rocambole da geladeira. Mergulhe uma faca afiada em água gelada, corte o rocambole em 8 pedaços iguais. Sirva com molho de soja.

Sushi de atum condimentado

Serve 2 porções
Tempo de preparo: 10 minutos

Quando fizer sushi de atum, é vital que o peixe seja o mais fresco possível, já que não é cozido.

Dica: o arroz de sushi é tradicionalmente usado nesse tipo de receita. Infelizmente tem baixo teor de fibra, sugiro então que use arroz integral.

- 1 ½ xícara de arroz integral cozido
- 1 colher de sopa de vinagre de arroz
- 2 colheres de sopa de molho de soja com baixo teor de sódio, mais para servir
- 2 folhas de *nori* (algas secas)
- 120 gramas de atum-amarelo em tiras de 2 centímetros
- 2 colheres de chá de pasta de *wasabi*

Cozinhe o arroz de acordo com as instruções da embalagem.

Em uma tigela média misture o arroz, o vinagre e o óleo de soja.

Para fazer os rolinhos, coloque sob a esteirinha de bambu uma folha de *nori* com a parte brilhante para baixo. Umedeça levemente sua mão. Faça 3 camadas sobre a folha de *nori*. Para a primeira camada, espalhe metade da porção de arroz sobre o *nori* deixando 3,5 centímetros aproximadamente de cada lado da folha de *nori*. Coloque, sobre a camada de arroz, metade das tiras de atum em uma linha horizontal sobre o meio do arroz. Adicione, sobre a camada do atum, metade da pasta de wasabi em uma linha horizontal.

Com o auxílio da esteira de bambu enrole a folha de *nori* como rocambole, pressionando para que o recheio fique bem homogêneo. Transfira o rocambole para um prato, cubra com papel de toalha limpo e umedecido e coloque na geladeira. Repita o mesmo procedimento com o restante dos ingredientes e a folha de *nori*.

Remova o rocambole da geladeira. Mergulhe uma faca afiada em água gelada, corte o rocambole em 8 pedaços iguais. Sirva com molho de soja.

SUSHI DE VEGETAIS FRESCOS

SERVE 2 PORÇÕES
TEMPO DE PREPARO: 10 MINUTOS

Saquê mirim é bastante usado na cozinha japonesa. É um tipo de vinho de arroz adocicado, bem semelhante ao saquê, porém sem o seu alto teor alcoólico.

½ xícara de arroz integral cozido
1 colher de sopa de saquê mirim ou vinagre de arroz
2 folhas de *nori* (algas secas)
90 gramas de camarão congelado cozido (sem casca e limpo) picado
½ cenoura descascada cortada em palitos
½ pimentão-vermelho cortado em palitos
1 cebolinha-francesa cortada em palitos
Pasta *wasabi*
Molho de soja com baixo teor de sódio

Em uma tigela média misture o arroz, o vinagre e o saquê mirim.

Para fazer os rolinhos, coloque sob a esteirinha de bambu uma folha de *nori* com a parte brilhante para baixo. Umedeça levemente sua mão. Faça 3 camadas sobre a folha de *nori*. Para a primeira camada espalhe metade da porção de arroz sobre o *nori* deixando 3,5 centímetros aproximadamente de cada lado da folha de *nori*. Coloque, sobre a camada de arroz, metade dos camarões e palitos de cenoura em uma linha horizontal sobre o meio do arroz. Na terceira camada, coloque o pimentão e a cebolinha.

Com o auxílio da esteira de bambu, enrole a folha de *nori* como rocambole, pressionando para que o recheio fique bem homogêneo. Transfira o rocambole para um prato, cubra com papel de toalha limpo e umedecido e coloque na geladeira. Repita o mesmo procedimento com o restante dos ingredientes e a folha de *nori*.

Remova o rocambole da geladeira. Mergulhe uma faca afiada em água gelada, corte o rocambole em 8 pedaços iguais. Sirva com molho de soja.

FRANGO *YAKATORI* (ESPETINHOS)

SERVE 2 PORÇÕES
TEMPO DE PREPARO: 5 MINUTOS (MAIS O TEMPO DE MARINAR)
TEMPO DE COZIMENTO: 6 MINUTOS

DICA: se usar espetinhos de madeira, coloque-os de molho, no mínimo, por 10 minutos antes de montar os espetos a fim de eles não fiquem queimados.

¼ de xícara de saquê mirim
1 colher de sopa de molho de soja com baixo teor de sódio
1 colher de sopa de néctar de agave*
2 colheres de sopa de vinagre de arroz
1 colher de chá de gengibre ralado
2 metades de peito de frango desossado e sem pele, cortados em cubinhos (cerca de 120 gramas cada)
1 pimentão cortado em cubinhos grossos
2 cebolinhas-francesas cortadas em cubinhos grossos
1 ½ xícara de arroz integral cozido e quente

Em uma panela pequena prepare o molho de marinar: aqueça o saquê mirim, o molho de soja, o xarope de agave, o vinagre e o gengibre até que o xarope se dissolva. Reserve.

Monte os espetos com o frango, o pimentão e as cebolinhas em 8 espetinhos de madeira ou de metal.

Coloque os espetos dentro de uma assadeira e cubra-os com o molho de marinar. Deixe-os marinando por 30 minutos.

Pré-aqueça a grelha ou churrasqueira e coloque os espetinhos para assar. Asse cada lado do espeto durante 3 minutos até que o frango esteja totalmente cozido. Vire os espetos de vez em quando e pincele-os com o molho de marinar durante os 3 primeiros minutos de cozimento.

Sirva-os com arroz quente.

* Xarope de agave é um néctar extraído de um tipo de cactos muito comum no México. É um adoçante 100% natural, rico em frutose, é bom para o controle da diabetes (N. T.).

CHÁ-VERDE GELADO COM FRAMBOESA

SERVE 2 PORÇÕES
TEMPO DE PREPARO: 5 MINUTOS

Transformamos o tradicional chá-verde japonês em um drink gelado muito saboroso — uma bebida refrescante fantástica para os dias de calor.

BÔNUS: cada porção tem metade da dose de vitamina C que você precisa diariamente.

DICA: prefiro a proteína em pó, mas proteína de soja também é uma opção.

1 ½ xícara de framboesa congelada
¾ de xícara de chá-verde fervido, em temperatura ambiente ou frio
1 ½ colher de sopa de proteína em pó
1 colher de sopa de xarope de agave
1 colher de sopa de suco de limão fresco
Água mineral gasosa
Fatias de limão-galego

Coloque no liquidificador ou processador as framboesas e o chá. Bata até que fiquem bem misturados. Adicione a proteína em pó, o xarope de agave e o suco de limão. Bata até adquirirem uma consistência macia e espumante. Coloque a bebida em dois copos altos com gelo. Cubra com água mineral gasosa e decore com fatias de limão-galego.

Jantar

Atum grelhado ao molho de laranja e gergelim

Serve 2 porções
Tempo de preparo: 10 minutos
Tempo de cozimento: 5 minutos

Sem tempo? Substitua ¼ de xícara do molho vinagrete de gengibre e gergelim pelo marinado caseiro.

MARINADO
2 colheres de sopa de suco de laranja
½ colher de chá de óleo vegetal ou de canola
1 colher de sopa de vinagre de arroz
1 dente de alho pequeno picado
1 colher de chá de casca de laranja ralada
½ colher de chá de óleo de gergelim asiático
Sal e pimenta-do-reino a gosto

ATUM
2 filés de atum (cerca de 150 gramas cada)
120 gramas de vagem
4 xícaras de *mizuna* ou de outro tipo de folha de alface
1 ½ xícara de arroz integral cozido, quente

Para fazer o marinado, coloque todos os ingredientes do marinado em uma travessa de plástico ou vidro e misture.

Coloque os filés de atum nesse molho de marinar e vire-os para que os dois lados absorvam o molho. Tampe a travessa e mantenha na geladeira por 30 minutos.

Pré-aqueça a grelha ou uma churrasqueira em fogo médio.

Unte a grelha com um fio de azeite. Retire o peixe do marinado; grelhe cada lado do filé por 3 minutos até ficar dourado por fora e translúcido por dentro.

Enquanto o atum estiver grelhando, cozinhe a vagem no vapor até ficar macia por dentro e crocante por fora.

Arrume as folhas de *mizuna* numa travessa, coloque a vagem e o peixe por cima.

Sirva com arroz.

SALMÃO *TERYAKI* COM SALADA DE REPOLHO ASIÁTICA

SERVE 2 PORÇÕES
TEMPO DE PREPARO: 10 MINUTOS
TEMPO DE COZIMENTO: 15 MINUTOS

Peixe de água salgada profunda como o salmão tem a tendência de ser uma ótima fonte de ácidos graxos ômega-3 e de ser mais gorduroso que os peixes de água doce. Lembre-se, essas são as gorduras saudáveis para o coração — a gordura boa que deve ser incluída na sua dieta.

DICA: você pode fazer essa super salada de repolho até 4 horas antes de servir.

¼ de xícara de molho de soja
2 colheres de sopa de saquê mirim
2 colheres de sopa de xarope de agave
1 colher de sopa de gengibre ralado
1 colher de sopa de alho picado
2 filés de salmão (cerca de 120 gramas cada)
120 gramas de macarrão *soba* cozido (quente ou frio)
Salada de repolho asiática (ver receita abaixo)

Em uma frigideira pequena coloque o molho de soja, o saquê, o xarope de agave, o gengibre e o alho para ferver lentamente em fogo médio-baixo. Abaixe o fogo e ferva essa mistura por 5 a 7 minutos, mexendo até engrossar. Reserve.

Coloque o peixe numa assadeira, cubra com o molho de marinar e deixe descansar por 30 minutos na geladeira.

Aqueça o forno a 370°. Unte uma forma refratária com azeite, coloque o peixe e leve-o ao forno. Cozinhe o peixe por 4 minutos. Vire o salmão e asse por mais 4 minutos, até que esteja totalmente cozido.

Sirva o peixe sobre o macarrão *soba*, acompanhado de salada de repolho.

SALADA DE REPOLHO

Numa tigela média misture 2 colheres de sopa de maionese light, 2 colheres de sopa de suco de limão e ½ colher de chá de óleo de gergelim. Misture a esse molho 1 ½ xícara de vários tipos de repolho. Guarneça com 2 colheres de sopa de cebolinha-francesa picadas e tempere com sal e pimenta-do-reino a gosto. Refrigere por no mínimo 30 minutos. Sirva.

SHABU-SHABU

SERVE 2 PORÇÕES
TEMPO DE PREPARO: 10 MINUTOS
TEMPO DE COZIMENTO: VARIADO

Shabu-shabu significa colocar os ingredientes do seu jantar dentro de um caldo fervente para cozinhá-los.

- 240 gramas de lombo de vaca cortado em fatias bem finas
- 4 cogumelos *shitake*, lavados e cortados ao meio
- 1 xícara de repolho picado
- ½ xícara de nabo picado
- 6 xícaras de caldo de galinha
- 1 ½ xícara de arroz integral cozido e quente
- Molho de soja e gengibre para mergulhar os ingredientes (ver receita abaixo)

Arrume as fatias da carne e vegetais separadamente em dois pratos.

Coloque o caldo em uma panela média e leve ao fogo no ponto de fervura.

Use *hashis* para pegar a carne e os vegetais e — como em um fondue — colocá-los dentro dessa fervura para cozinhar.

Sirva com arroz e molho para mergulhar os alimentos

MOLHO DE SOJA E GENGIBRE

Numa tigela pequena, misture ¼ de xícara de molho de soja, 2 colheres de sopa de saquê, 2 colheres de vinagre de arroz, 1 colher chá de gengibre ralado e uma pitada de pimenta.

Sirva com arroz.

Café da manhã

LASSI COM PÊSSEGO E FRAMBOESA

SERVE 2 PORÇÕES
TEMPO DE PREPARO: 3 MINUTOS

Lassi é um delicioso drinque tradicional do sul da Ásia feito com iogurte, mel e manga. Substituímos o suco de laranja pelo suco congelado de pêssego e por framboesas.

1 xícara de pêssegos congelados
½ xícara de framboesas congeladas
¼ de xícara de iogurte natural desnatado
2 colheres de sopa de suco de laranja
4 a 6 cubos de gelo

Coloque no liquidificador ou processador os pêssegos, as framboesas, o iogurte e o suco de laranja. Bata até que fiquem bem misturados. Adicione o gelo e bata até triturá-lo e o drinque adquirir uma consistência espumante.

Coloque a bebida nos copos e sirva.

Espinafre ao leite de coco

Serve 2 porções
Tempo de preparo: 5 minutos
Tempo de cozimento: 20 minutos

A maioria dos asiáticos come pratos picantes no café da manhã, como esse arroz supernutritivo que sacia a fome. Adicionamos espinafre ao prato para dar cor e acrescentar vitamina A.

½ xícara de arroz integral instantâneo
Leite de coco sem açúcar (verifique no pacote de arroz a instrução para quantidade)
Sal a gosto
150 gramas de espinafre *baby*
2 dentes de alho picado
½ xícara de *edamame* congelado

Em uma panela pequena, coloque o arroz e o leite de coco. Substitua a água pelo leite de coco e use a mesma quantidade de água das instruções da embalagem do arroz. Cozinhe aproximadamente 20 minutos de acordo com as instruções da embalagem, destampando a panela para verificar a consistência do arroz. Adicione mais leite de coco se o arroz ainda estiver duro após 20 minutos. Reserve.

Em uma panela média untada e aquecida em fogo médio-baixo gradualmente coloque o espinafre, mexendo frequentemente. Acrescente o alho e o *edamame*. Continue a cozinhar por cerca de 5 minutos, mexendo sempre, até o espinafre murchar.

Sirva o espinafre sobre o arroz quente, adicionar sal a gosto.

PÃO *PARATHA* QUENTE COM BATATA-DOCE AO *CURRY*

Serve 2 porções
Tempo de preparo: 5 minutos
Tempo de cozimento: 17 minutos

Batata-doce ao *curry* é uma comida vendida nas barraquinhas de rua em Cingapura. Espalhe este purê de batata-doce saboroso no pão *paratha* integral quente — se conseguir encontrá-lo. Se não encontrar, use o pão integral pita.

½ cabeça de cebola picada em cubo
½ colher de chá de pasta de *curry* vermelho para dar sabor
½ colher de chá de cominho em pó
¼ de colher de canela em pó
1 batata-doce bem grande (aproximadamente 300 gramas), sem casca e cortada em cubinhos
¾ de xícara de leite, se necessário
½ xícara de iogurte natural desnatado
2 colheres de chá suco de limão fresco
Sal e pimenta-do-reino
2 pães *paratha* integral, quente

Em uma frigideira média untada e aquecida em fogo médio-baixo adicione a cebola e cozinhe por 2 minutos até ficar macia — sempre mexendo. Acrescente a pasta de *curry*, o cominho e a canela. Cozinhe por 30 segundos, mexendo até dissolver a pasta. Adicione a batata-doce e cozinhe por mais 2 minutos.

Coloque o leite. Cozinhe em fogo baixo por 12 minutos, até que a batata-doce fique macia, mexendo sempre. Se o purê estiver duro, adicione mais leite.

Transfira o purê para o liquidificador. Adicione o iogurte e o suco de limão. Bata até ficar macio. Tempere com sal e pimenta a gosto. Sirva com arroz quente.

Almoço

SALADA DE ARROZ, FRANGO E CAPIM-SANTO

SERVE 2 PORÇÕES
TEMPO DE PREPARO: 10 MINUTOS
TEMPO DE COZIMENTO: 3 MINUTOS

O capim-santo ou erva-cidreira é uma planta de aroma agradável usada amplamente na cozinha sul-asiática. Para usá-lo nos pratos, use uma faca bem afiada para cortar a parte amarela do talo. Depois pique para liberar aroma. O capim-santo é fibroso, por isso deve ser triturado num processador ou cozido até ficar bem macio.

DICA: se não encontrar capim-santo, substitua-o por casca de limão.

1 colher de chá de óleo de canola
1 talo de capim-santo, cortado ou 1 colher de chá de casca de limão
1 chili vermelho picado
2 cebolinhas-francesas picadas
1 xícara de arroz integral cozido
1 colher de sopa de suco de limão-galego fresco
1 colher de chá de molho de peixe
1 xícara de peito de frango cortado em fatias e cozido
½ xícara de hortelã fresca picada.

Numa panela média aqueça o óleo e junte o capim-santo, o chili e a cebolinha. Cozinhe, sempre mexendo, por 3 minutos até os ingredientes ficarem macios. Misture o arroz cozido.

Em uma tigela média acrescente os demais ingredientes — o suco de limão, o molho de peixe, o frango e a hortelã — ao arroz e misture tudo. Leve a geladeira para o arroz absorver o molho e sirva.

MEE GORENG (MACARRÃO CINGAPURIANO)

SERVE 2 PORÇÕES
TEMPO DE PREPARO: 10 MINUTOS
TEMPO DE COZIMENTO: 10 MINUTOS

Se não conseguir encontrar as folhas de mostarda, use as folhas de espinafre nesse tradicional *stir-fry* cingapuriano.

- 120 gramas de folhas de mostarda, lavadas — descarte os talos
- 120 gramas de macarrão *soba* ou macarrão de arroz
- 2 colheres de sopa de molho de soja com baixo teor de sódio
- 1 colher de chá de pasta ou molho de chili asiático forte, como o *sambal oelek*
- 1 colher de chá de óleo de canola
- 2 colheres de sopa de gengibre fresco ralado
- 1 xícara de tomate seco em lata picado
- 240 gramas de camarão médio pré-cozido (limpos e sem casca). Fresco ou congelado
- 120 gramas de broto de feijão
- ¼ de xícara de coentro fresco picado
- Fatias de limão-galego

Escalde 30 segundos as folhas de mostarda em uma grande vasilha com água fervente. Depois de escaldadas, escorra as folhas em uma peneira.

Junte o macarrão à água fervente e cozinhe conforme as instruções da embalagem do produto. Escorra e enxague com água fria.

Numa tigela pequena, misture o molho de soja e a pasta de chili. Reserve.

Aqueça o óleo em uma frigideira antiaderente grande em fogo médio. Acrescente o gengibre e cozinhe mexendo por 30 minutos. Adicione os tomates; cozinhe por 2 minutos — sempre mexendo. Junte o camarão e as folhas de mostarda escaldadase cozinhe por mais 3 minutos. Junte o macarrão e a mistura do molho de soja; cozinhe até aquecer todos os ingredientes. Adicione o broto de feijão e o coentro. Sirva com fatias de limão-galego.

Lanche

GRÃO-DE-BICO E FRANGO APIMENTADO À MODA INDIANA

SERVE 2 PORÇÕES
TEMPO DE PREPARO: 10 MINUTOS
TEMPO DE COZIMENTO: 3 MINUTOS

Apesar da enorme quantidade de ingredientes, esse prato fica pronto em menos de 15 minutos. Economize tempo usando um peito de frango pré-cozido, talvez de uma *rotisserie.*

1 talo de capim-santo picado ou 1 colher de chá de casca de limão (ver p. 166)
1 dente de alho picado
½ colher de chá de óleo de gergelim
½ colher de chá de *curry* em pó
1 colher de chá de gengibre fresco ralado e sem casca
2 colheres de sopa de chalota picada
Sal a gosto
Pimenta-do-reino a gosto
⅔ de xícara de grão-de-bico em lata, lavado
½ xícara de peito de frango desfiado cozido
2 colheres de sopa de coentro fresco picado
Fatias de limão

Unte uma frigideira antiaderente e coloque em fogo médio. Acrescente o capim-santo, o alho, o óleo de gergelim, o *curry* em pó, o gengibre, a chalota e tempere a gosto com sal e pimenta-do-reino. Cozinhe por 1 minuto para misturar os sabores e refogar os temperos. Adicione o grão-de-bico e o frango. Cozinhe por 2 minutos, sempre mexendo.

Divida a receita em duas tigelinhas. Decore cada tigela com coentro picado. Sirva com fatias de limão.

CAMARÃO E MACARRÃO À MODA *STIR-FRY*

SERVE 2 PORÇÕES
TEMPO DE PREPARO: 5 MINUTOS
TEMPO DE COZIMENTO: 10 MINUTOS

Camarão congelado é um ponto crucial para as refeições rápidas. Além dos camarões estarem limpos e lavados, provavelmente são pré-cozidos. Usamos *soba* com alto teor de fibras.

60 gramas de macarrão *soba* ou *udon*
½ chili vermelho sem semente e picado
2 dentes de alho grande picado
90 gramas de camarão médio congelado e pré-cozido (sem casca e limpo).
1 pé de acelga chinesa sem miolo e picadinho ou 120 gramas de espinafre cortado em tirinhas
2 colheres de sopa de ervilha congelada
1 colher de sopa de molho de soja
1 colher de sopa de molho de chili doce

Cozinhe o macarrão de acordo com as instruções da embalagem e escorra.

Unte uma frigideira grande e coloque-a em fogo médio. Acrescente o alho e o chili, frite por 1 minuto — sempre mexendo. Acrescente o camarão, a acelga e as ervilhas e cozinhe por 3 minutos — sempre mexendo. Adicione o macarrão, o molho de soja e o molho de chili. Cozinhe até aquecer os ingredientes.

WONTON DE FRANGO COM *CURRY*

FAZ 18 *WRAPS*
TEMPO DE PREPARO: 15 MINUTOS
TEMPO DE COZIMENTO: 20 MINUTOS

O *curry* é uma das especiarias mais saborosas da comida cingapuriana. Use a quantidade da pasta de *curry* a gosto.

- ½ xícara de cenoura picada
- 1 xícara de folha de mostarda ou espinafre picada
- ¼ — ½ de colher de chá de pasta de *curry* vermelho (para dar sabor)
- 60 gramas de peito de frango moído
- ¼ de colher de chá de *curry* em pó
- 2 cebolinhas-francesas picadinhas
- Sal a gosto
- 1 clara de ovo levemente batida
- 18 massas de *wonton*

Unte uma frigideira média e coloque-a em fogo médio. Adicione a cenoura e as folhas. Cozinhe por 4 minutos, até que fiquem macias e murchas.

Misture a pasta de *curry*, 2 colheres de sopa de água e cozinhe por 30 segundos até que toda a massa de *curry* seja absorvida. Misture o frango, o *curry* em pó, a cebolinha e o sal a gosto. Retire do fogo e coloque a clara do ovo. Mexa.

Segure um *wonton* na palma da mão. Coloque uma colher de chá de recheio no centro do *wonton*. Dobre o *wonton* como um pastelzinho e sele com água.

Unte uma frigideira grande e coloque-a em fogo médio-alto. Adicione os *wontons*; frite por 4 minutos até dourar o fundo do *wonton*. Vire e frite por mais 2 minutos. Reduza o fogo, acrescente ½ xícara de água à frigideira e tampe a frigideira imediatamente. Cozinhe por 4 minutos, até que a maior parte da água seja absorvida e os *wontons* estejam levemente translúcidos. Destampe, aumente o fogo para médio-alto e cozinhe por mais 4 minutos, sem mexer, até que os fundos dos *wontons* estejam dourados e crocantes.

Transfira os *wontons* para o papel toalha para secar.

Sirva.

Lentilha vermelha condimentada

Serve 4 porções
Tempo de preparo: 10 minutos
Tempo de cozimento: 37 minutos

Dahl, à base de lentinha, pode servir de molho ou acompanhamento. Guarde este lanche para vários pratos. Se fechado corretamente, dura uma semana na geladeira.

1 cebola picada
4 dentes de alho picado
1 colher de sopa de gengibre fresco ralado e sem casca
½ colher de chá de chili em pó
½ colher de chá de cominho em pó
¼ de colher de chá de canela em pó
1 colher de chá de sal
1 xícara de lentilhas verdes ou vermelhas, lavadas e selecionadas
2 colheres de sopa de massa de tomate
4 xícaras de caldo de legumes ou água
1 colher de sopa de suco de limão-galego fresco
¼ de xícara de coentro fresco picado

Unte uma panela média e coloque-a em fogo médio-alto. Adicione a cebola e frite por 5 minutos. Junte o alho e o gengibre e frite por 2 minutos mexendo. Acrescente o chili em pó, o cominho e o sal. Frite mexendo por mais 2 minutos.

Adicione a lentilha, a massa de tomate e o caldo. Deixe ferver e abaixe o fogo e ferva por 20 minutos. Coloque água se estiver muito seco.

Junte o suco de limão e o coentro e ferva por mais 8 minutos até a lentilha ficar macia. Sirva quente ou em temperatura ambiente.

Jantar

Fraldinha com gengibre e macarrão

Serve 2 porções
Tempo de preparo: 5 minutos
Tempo de cozimento: 10 minutos

Molho *hoisin*, mistura feita de soja fermentada, arroz vermelho e temperos, é um condimento agridoce versátil, com leve toque de *stir-fry*.

- 120 gramas de macarrão *udon* ou macarrão de arroz grosso
- 2 colheres de sopa de molho *hoisin*
- 2 colheres de sopa de caldo de galinha com baixo teor de sódio
- ½ colher de chá de óleo de canola ou gergelim
- 240 gramas de fraldinha cortada em tirinhas
- 1 haste de brócolis fatiada em pequenos buquês e o talo, em finas fatias
- 1 colher de sopa de gengibre fresco ralado e sem casca
- ¼ de xícara de cebolinha-francesa picada

Cozinhe o macarrão de acordo com as instruções da embalagem, escorra e reserve.

Em uma tigela pequena, misture o molho de *hoisin* e o caldo de galinha.

Aqueça o óleo em uma frigideira grande antiaderente em fogo médio-alto. Acrescente a carne e frite por 4 minutos, até dourar. Remova a carne e coloque-a em uma travessa. Reserve.

Na mesma panela acrescente o brócolis e ¼ de xícara de água. Tampe a frigideira e cozinhe por 3 minutos. Junte o gengibre e cozinhe mais 1 minuto, mexendo constantemente. Misture a carne, o macarrão e o preparo de *hoisin*; cozinhe até aquecer e cobrir o macarrão. Decore com cebolinha e sirva.

Caldo de macarrão com vieiras ao gergelim

Serve 2 pessoas
Tempo de preparo: 2 minutos (mais o tempo do marinado)
Tempo de cozimento: 10 minutos

Óleo de gergelim asiático é rico, de sabor forte, usado apenas como tempero, não para cozinhar. Você não precisa de muito para dar sabor a qualquer prato.

- 1 colher de chá de óleo de gergelim asiático
- 1 colher de sopa de óleo de soja com baixo teor de sódio
- 180 gramas de vieiras (aproximadamente 6 vieiras)
- 120 gramas de macarrão *somen* ou *udon*
- 120 gramas de vagem
- 1 xícara de caldo de galinha ou de legumes com baixo teor de sódio, quente
- 2 cebolinhas-francesas picadinhas

Em uma tigela média, misture o óleo de gergelim e o molho de soja. Coloque as vieiras e cubra. Deixe marinar por 10 minutos.

Cozinhe o macarrão de acordo com as instruções da embalagem. Adicione a vagem nos últimos dois minutos. Escorra e reserve.

Unte uma frigideira antiaderente média com azeite e coloque-a no fogo médio-alto. Acrescente as vieiras e frite de 2 a 3 minutos cada lado.

Coloque o macarrão e a vagem em 2 tigelas fundas. Divida o caldo entre esses dois recipientes. Coloque por cima as vieiras. Guarneça com as cebolinhas e sirva.

FRANGO *TANDORI* AO MOLHO *RAITA* FRIO

SERVE 2 PORÇÕES
TEMPO DE PREPARO: 10 MINUTOS
TEMPO DE COZIMENTO: 12 MINUTOS

Embora o frango *tandori* seja normalmente assado em um forno bem quente, as receitas caseiras usam o fogo mais baixo, caso contrário o molho cremoso de iogurte se queimará. Sirva com lentilhas e *raita*, um pepino refrescante e iogurte temperado.

DICA: *garam masala* é uma mistura de condimentos moídos comumente usados na cozinha indiana.

2 metades de peito de frango desossado e sem pele (aproximadamente 120 gramas cada metade)
3/4 de xícara de iogurte grego natural desnatado
3 colheres de chá suco de limão fresco, dividido
1 colher de chá de cominho em pó
½ colher de chá de páprica
½ colher de chá de açafrão-da-terra em pó
½ colher de chá de *garam masala*
Sal e pimenta-do-reino a gosto
1 xícara de lentilha em lata, coada e lavada
Raita fresco (ver p. 175)

Com uma faca afiada faça cortes transversais em cada peito de frango.

Em uma tigela média de plástico ou vidro, coloque o iogurte, 1 colher do suco de limão, o cominho, a páprica, o açafrão-da-terra, o *garam masala*, sal e pimenta-do-reino. Passe essa mistura nos peitos de frango e deixe descansar coberto no refrigerador por 1 hora ou de uma noite para o dia.

Pré-aqueça a grelha ou o forno em fogo médio-alto. Remova o frango da tigela e descarte o marinado. Grelhe cada lado do frango por 6 minutos, até que esteja totalmente cozido.

Em uma tigela pequena, coloque a lentilha, 2 colheres do suco de limão e tempere a gosto com sal e pimenta. Divida a lentilha em 2 porções e coloque o frango por cima. Sirva com *raita*.

CHÁ INDIANO (*CHAI*)

SERVE 1 PORÇÃO

TEMPO DE PREPARO: 5 MINUTOS

Esta é a nossa versão fria do chá com leite condimentado servido em todo sul da Ásia. Se usar iogurte de baunilha, não será necessário o néctar de agave. Sirva com torrada integral para acrescentar fibra à refeição.

¼ de xícara de leite desnatado
2 saquinhos de chá-preto
1 colher de sopa de néctar de agave
¼ de xícara de iogurte natural desnatado ou iogurte de baunilha
1 colher de café de proteína do soro de leite (*whey protein*)
6 a 8 cubos de gelo
Canela em pó

Coloque o leite em uma caneca: aqueça no forno micro-ondas. Acrescente os saquinhos de chá; deixe descansar por 10 minutos. Descarte os saquinhos, coloque o néctar de agave e coloque a caneca no freezer por 5 minutos.

Bata, no liquidificador ou processador de alimentos, a mistura do chá e o iogurte. Adicione a proteína e o gelo. Bata novamente até triturar o gelo e o drinque ficar espumante. Coloque em um copo, salpique canela em pó e sirva.

***RAITA* FRESCO**: rale ½ pepino sem casca e escorra. Seque o pepino em papel toalha para tirar o excesso de água. Em uma tigela pequena, misture o pepino, 1 xícara de iogurte grego desnatado, 2 colheres de mesa de hortelã picada, 1 colher de chá de suco de limão fresco e sal a gosto. Coloque no refrigerador até servir.

Café da manhã

ARROZ *CONGEE* CONDIMENTADO COM PERA

SERVE 1 PORÇÃO
TEMPO DE PREPARO: 2 MINUTOS
TEMPO DE COZIMENTO: 18 MINUTOS

Congee, ou mingau de arroz, é uma comida típica do café da manhã em toda a China. Se possível, tente decorar a travessa com fatias de peras asiáticas.

1/3 de xícara de arroz de grão curto
2 xícaras de leite desnatado
½ colher de chá de canela em pó
½ colher de chá de extrato de baunilha
Sal a gosto
1 pera média, sem sementes e fatiada

Coloque uma panela pequena no fogo médio, junte o arroz e o leite. Acrescente a canela, baunilha e sal. Ferva em fogo brando. Cozinhe por 18 minutos, mexendo sempre, até o arroz ficar macio. Transfira o arroz para uma tigela, decore com fatias de pera e sirva.

Omelete de cebolinha crocante e arroz

Serve 2 porções
Tempo de preparo: 5 minutos
Tempo de cozimento: 11 minutos

Reforce o sabor picante desse condimentado omelete de arroz acrescentando mais chili fresco ou um pouco de molho picante.

Dica: use arroz integral congelado ou feito no micro-ondas para economizar tempo.

1 xícara de arroz integral cozido
2 cebolinhas-francesas picadinhas
1 chili vermelho sem semente e picado
½ xícara de *edamame* sem casca
3 claras
1 ovo
Sal a gosto
Molho de soja com baixo teor de sódio

Pré-aqueça o forno a 180º.

Unte levemente uma frigideira refratária antiaderente com azeite. Coloque no fogo em temperatura média-alta. Adicione o arroz e frite por 3 minutos, até tostar, sempre mexendo. Adicione as cebolinhas, o chili e o *edamame.* Cozinhe por mais 2 minutos, mexendo. Reserve.

Em uma tigela média, misture as claras, o ovo e o sal. Transfira a mistura dos ovos para a panela quente, espalhando-a de modo uniforme. Cozinhe, sem mexer, por 3 minutos.

Coloque a frigideira refratária no forno por 3 minutos, até que os ovos fiquem duros.

Retire a refratária do forno e com uma espátula desprenda as bordas da omelete e coloque-a em uma travessa. Sirva com molho de soja.

Almoço

CHOW MEIN PARA DOIS

SERVE 2 PORÇÕES
TEMPO DE PREPARO: 5 MINUTOS
TEMPO DE COZIMENTO: 7 MINUTOS

Os chineses prezam pela harmonia dos cinco sabores — salgado, doce, azedo, apimentado e amargo — na sua comida. Esse colorido *stir-fry* atinge esse objetivo.

DICA: se você conseguir encontrar tofu com baixo teor de gordura (menos do que um terço das suas calorias), use-o.

90 gramas de macarrão de arroz (*vermicelli*)
2 colheres de sopa de molho de soja com baixo teor de sódio
1 colher de sopa de molho de ostra
1 colher de chá de óleo de gergelim
1 pimentão-vermelho pequeno picadinho
60 gramas de vagem limpas e cortadas de comprimento
120 gramas de tofu extrafirme, escorrido e cortado em cubinhos
2 colheres de sopa de gengibre fresco moído e sem casca.

Cozinhe o macarrão conforme as instruções da embalagem. Escorra e enxágue em água fria para que o macarrão não grude.

Em uma tigela pequena faça uma mistura do molho de soja, do molho de ostra, do óleo de gergelim e das 2 colheres de sopa de água. Reserve.

Unte levemente uma caçarola antiaderente e coloque-a em fogo médio-alto.

Adicione o pimentão e a vagem, frite mexendo por 2 minutos (*stir-fry*). Acrescente o tofu e cozinhe por mais 4 minutos, mexendo sempre. Junte o gengibre, frite mexendo por mais 1 minuto. Acrescente o macarrão e o molho reservado. Cozinhe mexendo sempre até que todos os ingredientes se misturem e se aqueçam.

Sirva.

Sopa de ovo com espinafre fresco

Serve 2 porções
Tempo de preparo: 5 minutos
Tempo de cozimento: 5 minutos

Sirva esta rápida e clássica sopa com bolacha de arroz integral para aumentar o teor de fibra e para acompanhar a sopa.

- 2 xícaras de caldo de galinha com teor reduzido de sódio
- 90 gramas de espinafre *baby* picadinho
- 3 cebolinhas-francesas fatiadas
- 120 gramas de *shitake*, com hastes, limpos e picados
- 1 colher de chá de molho de soja com baixo teor de sódio
- 2 claras de ovo levemente batida
- Óleo de gergelim
- 8 bolachas de arroz integral

Coloque em uma panela média o caldo de frango e 2 copos de água para ferver lentamente em fogo alto. Adicione o espinafre, a cebolinha, o cogumelo e o molho de soja. Cozinhe por 1 minuto, mexendo.

Vagarosamente coloque as claras em uma tigelinha e logo em seguida despeje-a no caldo quente. Use um garfo para mexer as claras no sentido horário e formar um desenho de fitas.

Coloque a sopa em 2 tigelinhas e decore com um fio de óleo de gergelim. Sirva com as bolachas.

Frango crocante condimentado

Serve 2 porções
Tempo de preparo: 5 minutos
Tempo de cozimento: 8 minutos

Versão chinesa infinitamente mais deliciosa e saudável das tirinhas de frango.

2 claras de ovo
¼ de xícara de farinha de arroz
1 chili vermelho sem semente e picado
½ xícara de coentro fresco picado
Sal a gosto
240 gramas de metade de peito de frango desossado e sem pele (filé)
Agrião
Cenoura picada
1 ¾ de xícara de arroz integral cozido e quente

Bata as claras em uma tigela funda.

Em outra tigela misture a farinha, o chili, o coentro e o sal a gosto.

Passe os dois lados do frango na clara batida e depois na mistura do chili.

Coloque óleo em uma frigideira antiaderente para aquecer em fogo médio. Frite o frango em óleo quente até que fiquem dourados.

Arrume as cenouras e agrião picados em uma travessa e coloque o frango crocante por cima. Sirva com arroz.

Lanche

Macarrão ao molho de amendoim

Serve 2 porções
Tempo de preparo: 5 minutos
Tempo de cozimento: 5 minutos

Amendoim e creme de amendoim aparecem em muitos pratos chineses. Embora esse macarrão seja de alto teor calórico para ser consumido diariamente, ele é um delicioso lanche que toda a família vai adorar.

Dica: embora o macarrão *udon* (macarrão fresco) seja tradicionalmente um ingrediente japonês, não poderíamos perder esse ingrediente com alto teor de fibra.

3 colheres de sopa de creme de amendoim sem gordura
1 dente de alho picado
1 colher de sopa de molho de soja com baixo teor de sódio
1 colher de sopa de suco de limão-galego fresco
2 colheres de chá de molho chili doce
120 gramas de *udon*
½ xícara de pepino cortado em palitos
Fatias de limão-galego

Bata no liquidificador ou em um processador de alimentos o creme de amendoim, o alho, o molho de soja, o suco de limão e o molho chili. Acrescente 1 colher de sopa de água quente de vez em quando até o molho adquirir uma consistência cremosa.

Enquanto isso, cozinhe o macarrão de acordo com as instruções da embalagem. Escorra e enxágue em água fria para não grudar. Misture o molho e guarneça com pepinos em palitos. Sirva decorado com as fatias de limão-galego.

ERVILHAS À MODA *STIR-FRY*

SERVE 2 PORÇÕES
TEMPO DE PREPARO: 5 MINUTOS
TEMPO DE COZIMENTO: 6 MINUTOS

Se não conseguir encontrar o broto de ervilha, substitua por broto de alfafa.

1 colher de chá de óleo de canola ou gergelim
1 alho-poró picado e limpo (somente a parte branca e verde-clara)
120 gramas de ervilha-torta lavada
½ xícara de vagem congelada picada
1 colher de sopa de gengibre fresco ralado e sem casca
1 colher de sopa de molho de soja com baixo teor de sódio
1 colher de sopa de vinagre de arroz
1 xícara de folhas de broto de ervilha picadas
Sal e pimenta-do-reino a gosto

Aqueça o óleo em uma frigideira grande antiaderente em fogo médio-alto. Coloque o alho-poró e frite por 2 minutos mexendo. Misture a ervilha-torta, a vagem, o gengibre, o molho de soja, o vinagre e ½ xícara de água. Doure por 3 minutos. Acrescente as folhas de ervilha e frite até murcharem, sempre mexendo. Tempere com sal e pimenta-do-reino e sirva.

DUMPLING CHINÊS DE PORCO COM REPOLHO

RENDE 18 DUMPLINGS
TEMPO DE PREPARO: 15 MINUTOS
TEMPO DE COZIMENTO: 16 MINUTOS

Certamente você pode comprar *dumplings* congelados e pré-preparados, mas eles são cheios de química. Não é difícil fazer *dumplings* caseiros, muito mais saudáveis. Embora a carne de porco moída seja o recheio mais tradicional, uma opção com menor teor de gordura seria a carne de frango moída.

¾ de xícara de salada de repolho
90 gramas de carne de porco magra moída ou peito de frango moído.
2 cebolinhas-francesas picadas
2 colheres de chá de molho de soja com baixo teor de sódio, mais uma porção para servir
1 colher de chá de vinagre de arroz
½ colher de chá de óleo de gergelim asiático
1 clara de ovo levemente batida
18 *wonton*

Em uma tigela grande misture a salada de repolho, o porco, a cebolinha, o molho de soja, o vinagre e o óleo de gergelim. Acrescente a clara batida a essa mistura.

Coloque um *wonton* na palma da mão e uma colher de chá de recheio descentralizado nele. Junte as pontas do *wonton* para fechá-lo usando o dedão e o dedo indicador. Molhe as pontas do *wonton* com água para ajudar a selar o pastelzinho.

Em uma frigideira aquecida em fogo médio e untada, coloque os *wontons* e cozinhe-os por 3 minutos até a parte de baixo ficar dourada. Vire os *wontons* e cozinhe por mais 2 minutos. Diminua o fogo, acrescente ½ xícara de água e tampe. Cozinhe por mais 8 minutos até que a maior parte da água seja absorvida e os wrappers fiquem translúcidos. Destampe, aumente o chama do fogo para médio e cozinhe por mais 3 minutos sem mexer até que os *wontons* fiquem dourados. Transfira-os para uma travessa com papel toalha limpo e deixe escorrer o óleo. Sirva com molho de soja

PASTEL CHINÊS COM ACELGA CHINESA E CAMARÃO

RENDE 18 PASTÉIS CHINESES
TEMPO DE PREPARO: 15 MINUTOS
TEMPO DE COZIMENTO: 16 MINUTOS

Os *wontons*, ou massa para pastel, podem ser tanto redondos quanto quadrados. O método para fechá-los é o mesmo, não importa a forma.

- 120 gramas de camarões pequenos pré-cozidos (sem casca e limpos), descongelados e picados.
- 90 gramas de acelga chinesa *baby*, com miolo e picada
- 1 dente de alho picado
- 1 colher de chá de gengibre fresco ralado e sem casca
- 2 colheres de chá de molho de soja com baixo teor de sódio, mais a medida para servir
- 1 clara de ovo batida levemente
- 18 *wonton*

Em uma tigela grande, misture o camarão, a acelga, o alho, o gengibre e o molho de soja. Envolva esses ingredientes na clara de ovo misturando bem. Reserve.

Coloque a massa do *wontons* no meio da palma da mão. Coloque no *wonton* 1 colher de chá de recheio descentralizado. Junte as pontas do *wonton* para fechá-lo usando o dedão e o dedo indicador. Molhe as pontas do *wonton* com água para ajudar a selar o pastelzinho.

Em uma frigideira aquecida em fogo médio e untada, coloque os wottons e cozinhe-os por 3 minutos até a parte de baixo ficar dourada. Vire os *wontons* e cozinhe por mais 2 minutos. Diminua o fogo, acrescente ½ xícara de água e tampe. Cozinhe por mais 8 minutos até que a maior parte da água seja absorvida e os *wontons* fiquem translúcidos. Destampe, aumente o chama do fogo para médio e cozinhe por mais 3 minutos sem mexer até que os *wontons* fiquem dourados. Transfira-os para uma travessa com papel toalha limpo e deixe escorrer o óleo. Sirva com molho de soja.

Jantar

Ensopado de salmão condimentado com arroz integral

Serve 2 porções
Tempo de preparo: 5 minutos
Tempo de cozimento: 10 minutos

Ensopado: um método de cozinhar carne de boi ou peixe lentamente no molho de soja que libera vários sabores, mas não gordura.

¼ de xícara de óleo de soja com baixo teor de sódio
1 colher de chá de adoçante sucralose
6 cebolinhas-francesas cortadas em 2 pedaços de 5 centímetros
2 dentes de alho picado
½ chili vermelho ou verde sem semente
2 filés de salmão (cerca de 120 gramas cada)
1 ½ xícara de arroz integral cozido e quente

Em uma frigideira média misture 1 xícara de água, o molho de soja, o adoçante, a cebolinha, o alho e o chili. Deixe ferver lentamente em fogo brando.

Acrescente o salmão, reduza o fogo e deixe ferver. Cozinhe por 10 minutos, vire, de quando em quando, até que o peixe fique cozido e rosa por dentro. Sirva com arroz e uma colher de molho sobre ele. Descarte o chili.

HALIBUT A CINCO ESPECIARIAS

SERVE 2 PORÇÕES
TEMPO DE PREPARO: 5 MINUTOS (MAIS O TEMPO DO MARINADO)
TEMPO DE COZIMENTO: 13 MINUTOS

Arroz integral pré-cozido é uma ótima maneira de aproveitar o arroz rico em fibras sem perder tempo com o cozimento.

Você pode encontrá-lo na seção de refrigerados em lojas de alimentos naturais ou grandes supermercados.

1 colher de chá de casca de limão-galego ralada
2 colheres de sopa de suco de limão-galego fresco
1 colher de chá de azeite de oliva
2 colheres de chá de gengibre fresco ralado e sem casca
½ colher de chá de pó chinês de cinco especiarias
2 filés de *halibut* (cerca de 150 gramas cada)
120 gramas de ervilha-torta
2 dentes de alho picados
1 ½ xícara de arroz integral cozido e quente

Em uma tigela de plástico ou vidro misture a casca do limão, o suco de limão-galego, o azeite, o gengibre e o pó das cinco especiarias. Acrescente o peixe e tampe. Coloque esse marinado na geladeira por 30 minutos ou até 2 horas.

Unte uma frigideira média antiaderente e acrescente o peixe. Frite cada lado do peixe por 4 minutos, até cozinhar. Transfira-os para uma travessa e cubra-os para mantê-los quente.

Na mesma frigideira, em fogo médio, cozinhe as ervilhas por 4 minutos até ficarem crocantes, sempre mexendo. Adicione o alho e cozinhe por mais 1 minuto. Sirva o *halibut* e as ervilhas sobre o arroz.

Fraldinha condimentada à moda *stir-fry* com molho de feijão-preto

Serve 2 porções
Tempo de preparo: 10 minutos (mais o tempo de marinar)
Tempo de preparo: 6 minutos

O molho de feijão-preto é uma mistura amarga e salgada de feijão-preto fermentado e alho.

- 240 gramas de fraldinha cortada em cubinhos de 2,5 centímetros
- 3 colheres de sopa de molho de soja com baixo teor de sódio
- 3 colheres de sopa de suco de laranja
- 2 colheres de molho de feijão-preto
- 1 colher de sopa de pasta de chili doce
- 1 haste de brócolis cortado em buquês, com as hastes picadinhas
- 120 gramas de broto de feijão
- 1 ½ xícara de arroz integral cozido e quente
- 1 cebolinha-francesa picadinha

Em uma tigela média, misture os cubos de carne e 2 colheres de sopa de molho de soja. Deixe essa mistura marinando, no mínimo, por 30 minutos.

Em uma tigela pequena misture 1 colher de sopa de óleo de soja, o suco de laranja, o molho de feijão-preto e a pasta de chili.

Em uma frigideira untada e aquecida em fogo médio-alto coloque o brócolis e frite por 2 minutos, sempre mexendo. Adicione ¼ de xícara de água, tampe e cozinhe por 1 minuto até ficar macio e crocante. Transfira para uma travessa.

Unte novamente a frigideira e aqueça em fogo médio-alto. Coloque a carne marinada e frite por 2 minutos, mexendo sempre. Adicione a mistura do molho de soja, o brócolis e o broto de feijão. Cozinhe por 1 minuto até aquecer os ingredientes. Sirva sobre o arroz guarnecido com as cebolinhas.

Café da manhã

CEREAL MATINAL E CAFÉ QUENTE

SERVE 2 PORÇÕES
TEMPO DE PREPARO: 3 MINUTOS (MAIS O TEMPO DE MARINAR)

Nas manhãs dos dias da semana os suecos, como a maioria dos povos, comem rapidamente uma tigela de cereal e tomam uma xícara de café quente. A diferença é que, em vez de uma tigela de flocos cheios de conservantes e açúcar, muitos suecos gostam de uma mistura caseira de aveia, nozes e frutas vermelhas. Talvez você precise adicionar um pouco mais de leite ou iogurte para ter a consistência desejada.

DICA: néctar de agave pode ser encontrado em lojas de produtos naturais. Também pode encontrá-lo em alguns supermercados, na seção que fica perto da prateleira de mel.

½ xícara de aveia em flocos de cozimento lento ou de cozimento rápido
½ xícara de iogurte natural desnatado
1 xícara de leite desnatado
1 colher de sopa de néctar de agave
1 colher de chá de suco de limão fresco
¼ de colher de chá de extrato de baunilha
1 xícara de frutas vermelhas frescas
3 colheres de sopa de avelãs picadas
2 xícaras de café

Em uma pequena tigela, misture a aveia, o iogurte, ½ xícara de leite, o néctar de agave, o suco de limão e a baunilha. Cubra e refrigere no mínimo por 1 hora ou deixe na geladeira de um dia para noite. Coloque essa mistura na ½ xícara de leite restante e mexa. Junte as nozes e as frutas vermelhas. Sirva com o café.

Panquecas suecas com amoras ou framboesas

Serve 2 porções
Tempo de preparo: 5 minutos
Tempo de cozimento: 9 minutos

A característica da panqueca sueca é sua espessura superfina. Como um agrado, faça-as bem pequenas numa manhã de domingo. As frutas vermelhas aparecem frequentemente na comida sueca tanto frescas, por exemplo na cobertura das panquecas, quanto em caldas de pratos saborosos.

1 gema de ovo grande
2 colheres de sopa de adoçante sucralose ou açúcar substituto
1 colher de chá de extrato de baunilha
1 pitada de sal
1 xícara de leite desnatado
½ xícara de farinha integral
3 colheres de sopa de farinha branca
3 claras de ovo
1 xícara de amoras ou framboesas frescas

Em um recipiente de médio, misture a gema de ovo, o adoçante, a baunilha e o sal. Alternadamente acrescente a essa mistura o leite e a farinha, mexendo bem. Bata até a massa ficar fina e lisa.

Em outro recipiente, bata as claras em neve e depois adicione as claras à massa mexendo delicadamente.

Leve ao fogo médio-alto uma frigideira antiaderente untada com manteiga. Coloque na frigideira 2 colheres da massa para formar uma panqueca. Coloque na frigideira um número possível de panquecas para cada fritada. Vire as panquecas quando estiverem douradas. O tempo total de cozimento por panqueca é de aproximadamente 3 minutos. Sirva com amoras ou framboesas.

Granola torrada e crocante

Serve 2 porções — 2 xícaras
Tempo de preparo: 2 minutos
Tempo de cozimento: 25 minutos

Esse cereal rico em fibras, crocante, que sacia a fome, tem um teor de gordura e caloria relativamente alto, por isso sirva-o como acompanhamento apenas em ocasiões especiais

Dica: fique atento enquanto o cereal estiver no forno, pois pode queimar rapidamente.

2 xícaras de aveia em flocos ou aveia de cozimento rápido
2 colheres de sopa de amêndoa natural picada
½ colher de chá de canela em pó
Sal a gosto
2 colheres de sopa de néctar de agave
2 colheres de sopa de damasco seco picado
Leite desnatado

Pré-aqueça o forno a 160°. Em um recipiente grande, misture a aveia, a amêndoa, a canela e o sal. Em uma xícara pequena aqueça o néctar de agave no forno micro-ondas. Junte o néctar quente à mistura da aveia e mexa até misturar os ingredientes.

Espalhe o cereal em uma assadeira grande. Asse de 20 a 25 minutos, mexendo frequentemente para evitar que o cereal se queime. Gire a forma depois de mexer. O cereal está pronto quando estiver seco, sem sinal de umidade. Deixe esfriar por 15 minutos na forma. Quando frio transfira o cereal para uma tigela média. Divida em duas tigelinhas e sirva com damasco e leite a gosto.

Almoço

ALMÔNDEGAS SUECAS ASSADAS

SERVE 2 PORÇÕES
TEMPO DE PREPARO: 10 MINUTOS
TEMPO DE COZIMENTO: 15 MINUTOS

Espaguete e almôndegas — ao estilo sueco!

240 gramas de carne moída magra
½ cebola pequena picada
1 clara de ovo
¼ de colher de chá de molho inglês
Sal e pimenta-do-reino a gosto
1 pitada de canela em pó
1 pitada de cardamomo em pó
1 pitada de pimenta-da-jamaica em pó
120 gramas de macarrão integral ou massa de sua preferiencia

Pré-aqueça o forno em 190°. Em um recipiente grande misture todos os ingredientes exceto o. Forme as almôndegas com as mãos. Coloque as almôndegas numa forma grande e certifique-se de que elas não estejam encostadas umas nas outras. Asse por 15 minutos e, de quando em quando, vire-as para que assem completamente.

Enquanto isso cozinhe o macarrão conforme as instruções da embalagem. Escorra. Sirva as almôndegas sobre o macarrão.

ARENQUE CREMOSO NO PÃO INTEGRAL

SERVE 2 PORÇÕES
TEMPO DE PREPARO: 3 MINUTOS

Procure arenque em conserva na seção de refrigerados dos supermercados. É um peixe rico em ácidos graxos de ômega 3, por isso tem um teor maior de gordura do que os outros tipos de frutos do mar.

2 fatias de pão de centeio ou marrom torrado
2 colheres de sopa de *sour cream* desnatado
90 gramas de arenque em conserva
1 xícara de broto de alfafa ou alface-romana picada
2 colheres de sopa de suco de limão fresco

Espalhe o *sour cream* de modo uniforme nas torradas. Coloque uma camada de arenque sobre o sour cream e depois os brotos. Regue com gotas de suco de limão e sirva imediatamente.

Lanche

SALADA CREMOSA DE MAÇÃ, AIPO E CEBOLA VERMELHA

SERVE 2 PORÇÕES
TEMPO DE PREPARO: 5 MINUTOS

A época de cultivo é muito curta na Suécia, por isso as saladas levam muitas frutas e vegetais que duram um longo período, como as maçãs e as cebolas.

1 ½ maçã amarela ou verde sem semente picada
2 hastes de aipo picadas
2 colheres de sopa de cebola vermelha picada
½ xícara de *sour cream* desnatado
½ xícara de iogurte grego natural desnatado
2 colheres de sopa de endro fresco ralado
1 colher de chá de vinagre de arroz
1 pitada de sal
Couve-manteiga, agrião ou espinafre *baby*
2 fatias de pão de centeio

Em um recipiente médio, misture a maçã, o aipo, a cebola, o *sour cream*, o iogurte, o endro, o vinagre e o sal. Mexa bem. Leve à geladeira no mínimo por 20 minutos. Arrume a couve em uma travessa e coloque a salada sobre ela. Sirva com torradas.

SOPA DE ERVILHAS

SERVE 2 PORÇÕES
TEMPO DE PREPARO: 5 MINUTOS
TEMPO DE COZIMENTO: 45 MINUTOS

Tradicionalmente preparada às quintas-feiras, a sopa de ervilha sueca é servida numa tigela untada com mostarda.

As panquecas suecas com geleias ou frutas vermelhas (ver receita na p. 189), são um acompanhamento comum.

½ colher de azeite de oliva
2 cenouras picadas
1 cabeça de cebola pequena picada
1 haste de aipo picada
Sal e pimenta-do-reino a gosto
1 xícara de ervilha-amarela ou verde
½ presunto defumado bem lavado
1 colher de chá de tomilho fresco
3 xícaras de caldo de galinha ou de legumes com baixo teor de sódio
2 fatias de pão integral ou de centeio torradas e cortadas em triângulos

Em uma panela média untada e aquecida em fogo baixo, adicione a cenoura, o alho, o aipo, o sal e a pimenta-do-reino a gosto. Cozinhe por 4 minutos mexendo sempre. Acrescente as ervilhas, o presunto, o tomilho e o caldo. Deixe ferver em fogo brando e cozinhe por 40 minutos mexendo sempre. Adicione 1 xícara de água para manter a consistência de sopa.

Coloque metade da sopa em um liquidificador. Bata. Remova o presunto defumado. Desosse ¼ de xícara do presunto e descarte o osso.

Junte o presunto desossado e cortado em cubos à sopa. Aqueça e tempere com sal e pimenta. Sirva com as torradas.

Sanduíche aberto de truta defumada ao creme de rábano silvestre

Serve 2 porções
Tempo de preparo: 5 minutos

Os suecos são conhecidos pelos seus peixes marinados e defumados. A truta defumada pode ser encontrada em lojas de gastronomia de produtos importados ou na seção de peixes enlatados de supermercados grandes.

2 colheres de sopa de *sour cream* desnatado
2 colheres de chá de molho de rábano silvestre
2 fatias de pão integral ou de centeio torrado
60 gramas de filé de truta defumada sem pele
1 pera sem semente picada
½ xícara de rúcula ou espinafre *baby*

Em uma xícara pequena misture o *sour cream* e o molho de rábano silvestre. Passe o *sour cream* na torrada. Coloque a truta e fatias de pera sobre o *sour cream*. Decore com rúcula e sirva.

Pepino em conserva com endro fresco e biscoito crocante

Serve 2 porções
Tempo de preparo: 5 minutos

O pepino inglês relativamente não tem sementes e tem preferência nessa receita.

Dica: para tirar a semente do pepino, corte-o no sentido longitudinal e, com a ajuda de uma colher, retire as sementes.

1 pepino ou ½ pepino inglês descascado e fatiado.
1 colher de sopa de vinagre branco
2 colheres de sopa de endro fresco picado
1 colher de sopa de uma cabeça de cebola vermelha picada
Sal a gosto
¼ de colher de chá de adoçante sucralose ou outro açúcar substituto
4 biscoitos integrais com centeio
1 xícara de queijo *cottage* desnatado

Em um recipiente pequeno misture todos os ingredientes, exceto a bolacha e o queijo *cottage*. Cubra e leve essa mistura à geladeira por no mínimo 3 horas. Coloque sobre cada biscoito 1 camada de ½ xícara de queijo *cottage* e um pouco de salada de pepino. Sirva.

MUFFINS DE CENTEIO COM *BLUEBERRIES*

RENDE 12 *MUFFINS*
TEMPO DE PREPARO: 10 MINUTOS
TEMPO DE COZIMENTO: 16 MINUTOS

Assar é uma parte importante na cultura sueca. Os *muffins* podem ser servidos no café da manhã, como lanche ou no jantar.

DICA: a semente da linhaça é rica em ácidos graxos de ômega 3, que ajudam a diminuir o colesterol. As sementes devem ser moídas para que o corpo absorva seus nutrientes. Use um moedor de café ou de condimento para moê-las.

- 1 xícara de farinha de centeio
- 1 xícara de farinha integral ou de confeiteiro
- ¼ de xícara de semente de linhaça moída
- 1 colher de chá de sal
- 1 colher de chá de fermento em pó
- ½ colher de chá de bicarbonato de sódio
- 1 xícara de leite desnatado
- 3 claras de ovo
- ¼ de xícara de óleo de canola
- 3 colheres de sopa de néctar de agave
- 1 xícara de *blueberries* ou de amoras silvestres congeladas
- ¾ de xícara de iogurte natural desnatado para cada porção

Pré-aqueça o forno a 200º.

Em um recipiente grande, misture as farinhas, a linhaça, o sal, o bicarbonato de sódio e o fermento em pó.

Em outro recipiente bata as claras, o óleo e o néctar de agave. Junte os ingredientes líquidos aos ingredientes secos e misture bem até ficar uma massa homogênea. Acrescente as amoras ou *blueberries.*

Coloque a massa nas forminhas e asse por 16 minutos, até que, ao enfiar um palito na massa, ele saia limpo. Quando prontos, retire-os do forno, deixe esfriar, desenforme e sirva com iogurte.

Smorgasbord de salmão defumado

Serve 2 porções
Tempo de preparo: 5 minutos

Salmão defumado é um prato base do cotidiano sueco. Devido ao seu forte sabor, apenas uma porção pequena é suficiente.

1 colher de chá de mostarda de mel ou Dijon
1 colher de chá de suco de limão
1 colher de chá de óleo de canola
2 colheres de sopa de endro fresco picado
4 torradas ou biscoitos integrais com centeio
4 fatias de salmão defumado (cerca de 90 gramas no total)
1 maçã sem semente picada

Em um recipiente pequeno misture a mostarda e o suco de limão. Gradualmente misture o óleo, sempre batendo, e finalmente o endro.

Arrume as bolachas em uma travessa e cubra com uma camada de salmão e suco de limão. Sirva com fatias de maçã.

Jantar

Salmão escaldado com maionese de ervas

Serve 2 porções
Tempo de preparo: 5 minutos
Tempo de cozimento: 13 minutos

Escaldar é uma ótima técnica culinária e produz um delicado sabor e uma textura úmida aos alimentos sem adicionar gordura. Esse salmão saudável para o coração é servido com molho cremoso de ervas frescas, *bulgur* e uma salada de alface e tomates.

½ xícara de *bulgur*.

Molho
2 colheres de sopa de maionese sem gordura
2 colheres de chá de suco de limão fresco
2 colheres de sopa de estragão fresco picado
2 colheres de sopa de salsinha natural, fresca picada
1 colher de sopa de cebolinha fresca picada
Sal e pimenta-do-reino a gosto

Salmão
1 xícara de vinho branco seco
2 filés de salmão (cerca de 120 gramas cada)
Sal e pimenta-do-reino a gosto
Salada de alface e tomate (ver p. 200)

Cozinhe o *bulgur* de acordo com as instruções da embalagem.

Para fazer o molho, misture a maionese e o suco de limão. Acrescente as ervas e misture tudo até ficar homogêneo. Tempere com sal e pimenta a gosto. Leve à geladeira até a hora de servir.

Em uma caçarola média antiaderente coloque o vinho branco, 2 xícaras de água e ferva lentamente.

Tempere o salmão com sal e pimenta.

Coloque o salmão — com a pele para baixo — nesse líquido fervente. Adicione água quente se necessário — apenas para cobrir o peixe. Tampe e cozinhe por 8 minutos — confira se está completamente cozido por dentro. Deixe esfriar esse líquido por 5 minutos. Sirva em temperatura ambiente ou fria com a maionese, o *bulgur* e a salada. Você pode servir o molho de maionese sobre o salmão ou como acompanhamento.

Salada

Em um recipiente médio coloque 2 xícaras de alface-romana picada e 1 xícara de tomates picados. Esprema uma rodela de limão sobre a salada.

Lombo de porco assado com maçãs

Serve 2 porções
Tempo de preparo: 5 minutos
Tempo de cozimento: 23 minutos

Lombo de porco é um corte de carne magro e de rápido cozimento. Nesta receita ele é assado com maçãs e servido com cevada quente.

- 1 lombo de porco pequeno (cerca de 240 gramas), limpo
- Sal e pimenta-do-reino a gosto
- 2 colheres de chá de tomilho fresco picado
- 1 colher de chá de azeite de oliva
- 2 maçãs verdes cortadas de modo transversal ou horizontal em 3 círculos
- ½ xícara de cevada
- ½ xícara de vinho branco ou sidra de maçã

Pré-aqueça o forno a 200º. Seque o lombo com papel toalha. Tempere com sal e pimenta-do-reino e polvilhe o tomilho.

Em uma caçarola grande antiaderente, com óleo quente, doure o lombo por 8 minutos. Vire-o constantemente para que todos os lados da carne fiquem dourados. Nos últimos 2 minutos de cozimento, adicione as maçãs cortadas.

Vire as maçãs e transfira-as, assim como a carne, para uma forma refratária. Coloque no forno. Asse 12 minutos, até que a temperatura interna do porco atinja 62º.

Enquanto isso cozinhe a cevada de acordo com as instruções da embalagem. Mantenha a cevada aquecida e reserve.

Transfira o porco para uma tábua de carne e cubra com papel-alumínio para mantê-lo aquecido. Remova as maçãs para uma travessa.

Na caçarola usada para dourar o lombo adicione o vinho branco. Ferva por 3 minutos até o vinho reduzir pela metade.

Fatie a carne e transfira para a travessa com as maçãs. Adicione a cevada cozida. Despeje o molho de vinho da caçarola sobre o porco e a cevada. Sirva.

Café da manhã

CREPE INTEGRAL COM FRAMBOESA FRESCA

SERVE 2 PORÇÕES
TEMPO DE PREPARO: 5 MINUTOS
TEMPO DE COZIMENTO: 5 MINUTOS

O crepe é considerado o prato nacional da França. É incrivelmente versátil, pois pode ser servido com frutas vermelhas no café da manhã, ou recheado com carne ou queijo no almoço ou no jantar.

½ xícara de farinha integral ou farinha de confeiteiro integral
½ colher de chá de fermento em pó
½ colher de chá de sal
1 ovo
1 clara de ovo
150 ml de leite desnatado (cerca de 2/3 de xícara)
¼ de colher de chá de extrato de baunilha
1 ½ xícara de iogurte natural desnatado
1 ½ xícara de framboesas frescas

Em uma tigela média, misture a farinha, o fermento e o sal.

Em outra tigela, misture o ovo e a clara. Junte o leite e a baunilha e misture até ficar homogênea.

Unte levemente com margarina uma frigideira antiaderente pequena e coloque-a sobre o fogo médio. Coloque ⅓ da massa na frigideira. Vire a frigideira de um lado para o outro, para espalhar a massa. Cozinhe por 10 segundos, até dourar o fundo da massa. Vire a massa para dourar dos dois lados. Repita o processo para fazer mais dois crepes. Sirva com o iogurte e as framboesas.

Minissuflê de aspargos com cebolinha

Serve 1 porção
Tempo de preparo: 5 minutos
Tempo de cozimento: 32 minutos

Sirva este suflê leve e light em pequenas forminhas de porcelana de 240 ml cada. Se você não tiver nenhuma forminha, use uma forma refratária. Esta receita pode ser facilmente duplicada.

Dica: a maneira mais fácil de fatiar cebolinha fresca é cortar com uma tesoura.

4 aspargos cortados em pedaços de 2,5 centímetros
1 ovo
2 claras de ovo
2 colheres de sopa de iogurte natural semidesnatado ou desnatado
Sal e pimenta-do-reino a gosto
2 colheres de sopa de cebolinha picada
2 colheres de sopa de parmesão ou queijo *gruyère* ralado
2 fatias de pão integral

Pré-aqueça o forno a 180º. Unte levemente duas forminhas de porcelana de 240 ml com margarina.

Unte suavemente uma frigideira média com margarina e coloque-a sobre fogo médio. Adicione os aspargos e deixe fritar por 2 minutos, até dourar suavemente, mexendo a panela de vez em quando.

Em uma tigela média, misture o ovo, as claras, o iogurte, sal e pimenta a gosto, a cebolinha e 1 colher de sopa de queijo ralado. Junte os aspargos. Disponha as forminhas em uma assadeira. Coloque a massa nas forminhas e polvilhe com o restante do queijo. Asse por 30 minutos, até a superfície dourar. Tire do forno e sirva com pão. O suflê pode ser servido frio.

Nota: para fazer o mais rápido café da manhã no estilo francês, espalhe um pouco de compota de fruta sem açúcar sobre uma fina fatia de torrada integral. Sirva com *café au lait* — partes iguais de leite desnatado quente e café.

Almoço

SALADA *NIÇOISE* FÁCIL

SERVE 2 PORÇÕES
TEMPO DE PREPARO: 10 MINUTOS
TEMPO DE COZIMENTO: 3 MINUTOS

Os franceses dizem que esta é uma salada *composé*, o que significa que os ingredientes são arranjados em uma travessa e salpicados com molho, em vez de ser misturados.

115 gramas de vagem limpa e cortada ao meio
1 lata de atum em água, escorrido
4 colheres de sopa de molho *light* de vinho tinto
Sal a gosto
4 xícaras de alface *baby*
1 tomate médio, sem semente e fatiado fino
2 ovos cozidos
4 fatias finas de baguete integral

Cozinhe as vagens por 3 minutos, escorra e mergulhe em água com gelo.

Em uma tigela pequena, misture o atum com 2 colheres de sopa do molho até ficar homogêneo. Tempere com sal.

Em uma travessa média, arrume a alface, as fatias de tomate, as vagens e o atum. Salpique com o molho restante. Tire as gemas dos ovos e fatie as claras. Arranje-as na travessa.

Sirva com a baguete.

Lentilhas mornas com queijo de cabra

Serve 2 porções
Tempo de preparo: 5 minutos
Tempo de cozimento: 35 minutos

Feijões e lentilhas são a base da comida caseira do sul da França. Este prato agradável e substancioso pode ser servido como um acompanhamento no jantar ou prato principal no almoço.

Lentilhas

¾ de xícara de lentilhas verdes, selecionadas e lavadas
1 chalota dividida ao meio
Sal a gosto

Molho

1 colher de sopa de vinagre de cereja ou vinagre de vinho tinto
1 dente de alho picado
1 colher de sopa de mostarda *dijon*
1 colher de sopa de azeite de oliva
Sal e pimenta-do-reino a gosto
¼ de xícara de salsinha picada
55g de queijo de cabra com baixo teor de gordura, fatiado em rodelas

Coloque as lentilhas, a chalota e o sal em uma panela média. Adicione água até cobrir (cerca de 2,5 centímetros). Espere levantar fervura, abaixe o fogo e cozinhe por 15 minutos, até que as lentilhas fiquem macias, mas não desmanchando. Escorra.

Jogue fora a chalota. Volte à panela o líquido onde a lentilha foi cozida e volte ao fogo. Coloque para ferver em fogo baixo por 10 minutos, para reduzir o líquido e concentrar os sabores.

Pré-aqueça o forno a 180º.

Para preparar o molho, misture em uma tigela média ¼ do líquido da lentilha, o vinagre, o alho, a mostarda e o azeite. Tempere com sal e pimenta. Adicione as lentilhas cozidas e misture bem. Adicione a salsinha.

Arrume tudo num refratário e cubra com as rodelas de queijo. Asse por 10 minutos, até que o queijo fique macio e o prato esteja todo aquecido. Sirva.

SOPA *PISTOU*

SERVE 2 PORÇÕES
TEMPO DE PREPARO: 10 MINUTOS
TEMPO DE COZIMENTO: 28 MINUTOS

Originalmente, *pistou* era o nome francês para um purê de manjericão, como o molho *pesto* italiano. É também o nome de uma sopa de legumes comum que usa manjericão como guarnição.

DICA: o francês adora usar alho-poró na sua cozinha. Se não encontrar o alho-poró no mercado, substitua-o por cebola.

1 colher de chá de azeite de oliva
1 xícara de alho-poró picado (cerca de ½ alho), lavado (parte branca e verde apenas)
1 cenoura picada
2 dentes de alho picados
1 xícara de tomate em lata picado com líquido
1 ½ xícara de caldo de galinha com baixo teor de sódio
½ abobrinha pequena picada
½ colher de chá de ervas da Provença ou tomilho desidratado
Sal e pimenta-do-reino a gosto
1 xícara de feijão-branco ou *cannellini* lavado
90 gramas de vagem cortada no comprimento de 2,5 centímetros
¼ de xícara de folhas de manjericão frescas ou ¼ de xícara de purê de manjericão
2 colheres de sopa de queijo parmesão ralado

Aqueça o óleo em uma panela média em fogo médio-alto. Coloque o alho-poró, a cenoura e cozinhe até ficarem macios — 4 minutos. Acrescente o alho, frite mexendo por 1 minuto. Junte o tomate, cozinhe por 8 minutos, sempre mexendo. Junte o caldo de caldo de galinha, a abobrinha, as ervas da Provença, sal e pimenta a gosto. Deixe ferver. Reduza o fogo e cozinhe por 10 minutos e ferva lentamente. Adicione a vagem e o feijão-branco. Ferva por mais 5 minutos até que os feijões e a vagem fiquem macios, mas crocantes. Transfira a sopa quente para 2 sopeiras individuais e guarneça com o manjericão e o queijo parmesão.

Lanche

SANDUÍCHE ABERTO DE FRANGO COM CEBOLA CARAMELADA

SERVE 2 PORÇÕES
TEMPO DE PREPARO: 2 MINUTOS
TEMPO DE COZIMENTO: 27 MINUTOS

Fatias finas de peito de frango sem osso e sem pele cozinham em minutos. Se preferir, substitua por um peito de frango pré-cozido.

Dica: cozinhar anéis de cebola em fogo baixo por um longo tempo carameliza seu açúcar natural e os deixa adocicados.

1 cebola grande, cortada ao meio e fatiada bem fina (cerca de 3 xícaras)
1 colher de sopa de vinagre balsâmico
Sal e pimenta-do-reino a gosto
2 metades de peito de frango sem osso e sem pele (cerca de 55 gramas cada)
1 baguete integral pequena dividida ao meio horizontalmente

Unte com margarina uma frigideira antiaderente grande e coloque-a sobre fogo médio-baixo. Adicione a cebola e frite por 15 minutos, mexendo de tempo em tempo. Adicione 2 colheres de sopa água e abaixe o fogo se a cebola começar a queimar. Adicione o vinagre, e o sal e a pimenta a gosto. Frite por 4 minutos, até dourar, mexendo de tempo em tempo. Separe a cebola num prato.

Unte a frigideira novamente com margarina e coloque sobre fogo médio. Tempere o frango com sal e pimenta. Frite 4 minutos de cada lado, até cozinhar completamente.

Enquanto isso torre a baguete. Cubra cada metade com uma fatia de frango e com a cebola. Sirva.

Tomate balsâmico assado com torrada e queijo de cabra

Serve 2 porções
Tempo de preparo: 5 minutos
Tempo de cozimento: 10 minutos

Os franceses gostam de cozinhar usando pequenas quantidades de ingredientes com sabores intensos, tais como vinagre balsâmico e queijo de cabra.

- 8 tomates-cereja
- 2 colheres de chá de vinagre balsâmico
- Sal e pimenta-do-reino a gosto
- ¼ de xícara de feijão-branco ou feijão *cannellini* em lata, lavado
- ¼ de colher de chá de azeite de oliva
- 4 torradas integrais grandes
- 30g de queijo de cabra com baixo teor de gordura esfarelado
- 8 folhas de rúcula *baby*

Pré-aqueça o forno a 180°. Em uma forma pequena, misture os tomates com vinagre, e sal e pimenta à vontade, até ficar bem misturado. Asse de 8 a 10 minutos, até os tomates ficarem macios, chacoalhando a assadeira de vez em quando.

Em uma tigela pequena, amasse o feijão com o azeite até formar uma massa grossa.

Cubra cada torrada com pasta de feijão, 2 tomates aquecidos, 2 folhas de rúcula e salpique o queijo por cima. Sirva.

Ratatouille quente

Serve 2 porções
Tempo de preparo: 10 minutos
Tempo de cozimento: 8 minutos

Este clássico acompanhamento da Provença pode ser servido sozinho ou como patê, molho para massa, cobertura de pizza ou recheio de sanduíche. Para um lanche rápido, sirva como patê para comer com pão integral.

½ berinjela cortada em cubos
½ abobrinha cortada em cubos
1 pimentão-vermelho cortado em cubos
½ chalota picada ou ¼ de xícara de cebola vermelha picada
1 dente de alho fatiado
1 a 2 xícaras de tomate picado com manjericão
½ xícara de feijão-branco ou feijão *cannellini* em lata, lavado
3 colheres de sopa de manjericão fresco picado
2 colheres de sopa de queijo parmesão ralado

Unte levemente com margarina uma frigideira antiaderente média e coloque-a em fogo médio. Cozinhe a berinjela por 4 minutos, mexendo sempre. Adicione a abobrinha o pimentão, a chalota, o alho, 1 xícara dos tomates e os feijões. Cozinhe por mais 4 minutos e continue mexendo. Acrescente mais tomate misturando até 1 xícara, para obter a consistência desejada.

Divida o *ratatouille* em 2 tigelas individuais. Cubra cada tigela com manjericão e parmesão ralado.

Aspargos assados com quinoa e anéis de parmesão

Serve 2 porções
Tempo de preparo: 3 minutos
Tempo de cozimento: 10 minutos

Embora não faça parte da cozinha clássica francesa, a quinoa é hoje altamente popular no país. Uma vez que ela é uma dessas comidas milagrosas que tanto contém fibras quanto proteínas, merece essa popularidade.

Dica: este prato fica especialmente gostoso quando preparado na primavera, porque é a estação mais apropriada para os aspargos.

½ xícara de quinoa
Sal a gosto
Pimenta-do-reino a gosto
10 aspargos, de preferência finos
½ chalota picada
1 colher de sopa de suco de limão fresco
½ colher de chá de azeite de oliva
30 gramas de lascas de queijo parmesão

Coloque ½ xícara de água para ferver em uma panela. Ao levantar fervura, coloque a quinoa e uma pitada de sal; espere que ferva novamente. Reduza para fogo baixo, tampe e deixe cozinhar lentamente por 6 minutos, até que praticamente toda a água seja absorvida e a quinoa esteja tenra, mas não mole.

Enquanto isso, pré-aqueça o forno a 200º. Em uma assadeira pequena, misture os aspargos com a chalota, o suco de limão, o azeite, e o sal e a pimenta a gosto, até misturar bem. Asse por 8 a 10 minutos, chacoalhando a forma por três vezes nesse período.

Pré-aqueça a grelha. Cubra os aspargos com o queijo e grelhe por 30 segundos. Sirva sobre a quinoa.

Jantar

GUISADO DE *HALIBUT* AO MOLHO DE LIMÃO COM ALCAPARRAS

SERVE 2 PORÇÕES
TEMPO DE PREPARO: 5 MINUTOS
TEMPO DE COZIMENTO: 11 MINUTOS

DICA: as alcaparras são vendidas em conserva de salmoura com vinagre. Elas devem ser escorridas e enxaguadas antes de usar.

2 filés de alabote (cerca de 150 gramas cada)
Sal e pimenta-do-reino a gosto
1 colher de chá de azeite de oliva
1 ½ xícara de tomate-cereja cortado ao meio
2 colheres de sopa de alcaparras escorridas e enxaguadas
2 colheres de sopa de suco de limão fresco
4 xícaras de espinafre *baby*
2 colheres de sopa salsinha picada
2 fatias ou pedaços grossos de baguete integral

Tempere o alabote com sal e pimenta. Unte uma frigideira média antiaderente com margarina e coloque-a sobre fogo médio. Frite o peixe 5 minutos de cada lado, até ficar completamente cozido. Coloque em um prato e cubra para manter aquecido.

Reduza para fogo baixo. Adicione o azeite, tomate, alcaparras e o suco de limão; cozinhe por 1 minuto, mexendo. Arrume o espinafre em 2 pratos e cubra com o peixe. Despeje o molho sobre o alabote e guarneça com salsinha. Sirva com o pão.

MARISCOS MARINADOS

SERVE 2 PORÇÕES
TEMPO DE PREPARO: 10 MINUTOS
TEMPO DE COZIMENTO: 15 MINUTOS

Este prato clássico do Mediterrâneo depende de os ingredientes estarem frescos. Selecione sempre mexilhões que estejam bem fechados, pois significa que ainda estão vivos.

- 450 gramas de mexilhões frescos
- 1 colher de chá de azeite de oliva
- 3 chalotas picadas
- 4 dentes de alho picados
- 1 xícara de vinho branco seco
- 4 tomates italianos picados ou tomate italiano em lata
- ¼ de xícara de salsinha picada
- 2 fatias de baguete integral

Esfregue e enxágue cuidadosamente os mexilhões; enxágue com várias trocas de água. Descarte qualquer mexilhão que estiver aberto.

Aqueça o azeite em uma panela média em fogo médio. Adicione as chalotas e o alho e cozinhe mexendo por 3 minutos. Adicione os mexilhões e o vinho, cubra e deixe cozinhar por 5 minutos, até que todos os mexilhões estejam abertos. Com uma escumadeira, retire os mexilhões da panela e separe em uma tigela. Descarte qualquer mexilhão que tenha ficado fechado. Peneire o líquido onde o mexilhão foi cozido. Reserve.

Usando um papel toalha, limpe a panela e retorne o líquido peneirado na panela. Adicione os tomates e coloque para ferver em fogo alto. Cozinhe por 4 minutos, mexendo para incorporar os sabores e amassando os tomates.

Coloque os mexilhões em 2 tigelas individuais. Despeje o molho de tomate sobre os mexilhões e guarneça com salsinha. Sirva com a baguete.

CASSOULET DE FRANGO COM ALHO

SERVE 2 PORÇÕES
TEMPO DE PREPARO: 12 MINUTOS (MAIS O TEMPO PARA MARINAR)
TEMPO DE COZIMENTO: 30 MINUTOS

DICA: Qual o jeito mais fácil de limpar o alho-poró? Fatie e coloque num escorredor de macarrão. Lave bem, usando seus dedos para separar as rodelas e soltar a sujeira.

3 dentes de alho picados
2 colheres de chá de alecrim fresco picado ou 1 colher de chá de alecrim seco
1 colher de chá de tomilho fresco picado ou ½ colher de chá de tomilho seco
1 colher de sopa de vinagre balsâmico
2 metades de peito de frango sem osso e sem pele (cerca de 120 gramas cada)
2 cenouras, cortadas em fatias grossas
1 alho-poró, fatiado fino e bem lavado (apenas as partes brancas e verde-claras)
Sal e pimenta-do-reino a gosto
1 xícara de feijão-branco ou feijão *cannellini* em lata, lavado e escorrido. Reserve ¼ do líquido

Em uma tigela de plástico ou vidro, misture metade do alho, o alecrim, o tomilho e o vinagre. Adicione o frango e misture bem para untá-lo. Cubra e coloque na geladeira por pelo menos 30 minutos, ou 2 horas.

Pré-aqueça o forno a 190º. Unte levemente com margarina uma frigideira média e coloque sobre fogo médio. Cozinhe o frango por 2 minutos de cada lado, até dourar bem, mas sem passar do ponto. Coloque em um prato.

Cozinhe as cenouras, o alho-poró e o restante do alho na mesma frigideira por 5 minutos, mexendo para remover os pedaços tostados do frango. Tempere com sal e pimenta. Adicione os feijões, o líquido reservado e uma xícara de água. Ferva em fogo brando; cozinhe por 5 minutos, mexendo de tempos em tempos. A mistura deve ficar parecida com um cozido; adicione água se ficar muito seco.

Coloque essa mistura em uma forma refratária e o frango sobre os feijões. Leve a forma ao forno e asse por 12 minutos, até o frango cozinhar completamente. Sirva.

Café da manhã

FRITADA ITALIANA COM ABOBRINHA, ALHO-PORÓ E PARMESÃO

SERVE 2 PORÇÕES
TEMPO DE PREPARO: 5 MINUTOS
TEMPO DE COZIMENTO: 17 MINUTOS

O bom da fritada italiana, tradicional torta de ovo, é que pode ser servida quente ou em temperatura ambiente.

DICA: asiago é um queijo duro, similar ao parmesão

2 alhos-poró, fatiados finos e bem lavados (apenas as partes brancas e verdes-claras)
1 abobrinha pequena cortada em cubos
Sal e pimenta-do-reino a gosto
5 claras de ovo
½ xícara de manjericão picado
¼ xícara de parmesão ou asiago ralado
4 fatias médias de baguete integral torrada

Pré-aqueça o forno a 180º.

Em uma caçarola antiaderente untada, aquecida em fogo médio, coloque o alho-poró e a abobrinha. Tempere com sal e pimenta a gosto. Frite por 5 minutos, mexendo, até ficar macio. Coloque numa tigela.

Em outra tigela, bata as claras até ficar uma mistura homogênea. Ponha sal e pimenta a gosto.

Limpe a frigideira com papel toalha. Unte a frigideira levemente com azeite e coloque sobre fogo médio. Despeje as claras e cubra com a mistura de alho-poró, manjericão e queijo. Cozinhe por 2 minutos sem mexer. Passe essa fritada para uma forma refratária e leva ao forno; asse por 8 a 10 minutos, até ficar firme. Corte em pedaços e sirva, ainda quente, acompanhado da baguete.

Biscoitos de amêndoas e laranja, com *caffè latte*

Serve 4 porções
Tempo de preparo: 5 minutos
Tempo de cozimento: 38 minutos

Os italianos adoram coisas doces nas suas manhãs. A diferença saudável é que eles comem apenas pequenas quantidades, como estes biscoitos crocantes e cheios de nozes. Eles são deliciosos para mergulhar em iogurte cremoso ou no seu leite matutino.

Dica: bem tampados, os biscoitos continuam saborosos por uma semana.

¼ xícara de amêndoas inteiras
¼ xícara de adoçante sucralose ou outro adoçante qualquer
2 colheres de chá de azeite de oliva
1 colher de sopa de suco de laranja
2 claras de ovo
1 gema de ovo
¾ e 1 colher de sopa de farinha integral
1 colher de sopa de fermento em pó
1 pitada de sal
¼ colher de chá de extrato de laranja
1 colher de chá de casca de laranja ralada
2 xícaras de iogurte desnatado natural ou de baunilha
2 xícaras *caffè latte*

Pré-aqueça o forno a 180º. Disponha as amêndoas em uma assadeira e torre por 5 minutos. Picar em pedaços grandes.

Mantenha o forno a 180º.

Em uma tigela pequena, misture o adoçante, o azeite e o suco de laranja. Bata com as claras e a gema.

Em outra tigela separada, misture a farinha, o fermento e o sal. Adicione aos poucos a mistura de farinha à mistura de ovo. Adicione o extrato de laranja, a casca de laranja ralada e as amêndoas.

Una a massa e não misture demais.

Forre uma assadeira com papel-manteiga. Forme um cilindro com a massa e coloque na forma. Asse por 25 minutos. Corte em fatias diagonais de ½ centímetros de espessura ainda quente, coloque-os novamente na assadeira e leve ao forno baixo até secar. Deixe esfriar.

Sirva com iogurte para molhar os biscoitos e café.

LATTE DESNATADO

Vaporize 1 xícara de leite desnatado em uma máquina de *capuccino*, no micro--ondas ou numa pequena panela. Adicione duas doses de *espresso* quente. Sirva em 2 xícaras de cafezinho.

Almoço

MASSA INTEGRAL COM *PESTO* DE MANJERICÃO E ESPINAFRE

SERVE 2 PORÇÕES
TEMPO DE PREPARO: 5 MINUTOS
TEMPO DE COZIMENTO: 10 MINUTOS

Esta receita prepara duas vezes a quantidade de pesto que você precisa para a massa. Separe metade do *pesto* (antes de acrescentar água) e congele para preparar o molho rapidamente em futuras refeições. Também pode ser usado em sanduíches ou pizzas.

PESTO

1 xícara de espinafre
2 xícaras de manjericão fresco
¼ xícara de feijão-branco ou feijão *cannellini* em lata
1 dente de alho picado
1 colher de chá de azeite de oliva virgem
2 colheres de sopa de parmesão ralado
2 colheres de sopa de nozes ou pinhão

MASSA

120 gramas de *penne*, ou outra massa no mesmo formato, integral
Sal e pimenta-do-reino a gosto
60 gramas de queijo parmesão ralado

Para preparar o pesto, junte num processador de alimentos o espinafre, o manjericão, os feijões, o alho e o azeite. Processe até formar uma massa homogênea. Adicione o queijo e as nozes e processe até ficar bem misturado. Separe metade do molho em uma vasilha com tampa, que não seja de metal e congele. Coloque o restante do molho em uma tigela média.

Em uma panela média, cozinhe a massa. Pegue ¼ de xícara da água do cozimento e misture no *pesto*. Escorra a massa. Misture a massa quente com o *pesto* e adicione sal e pimenta a gosto. Polvilhe com o queijo ralado e sirva.

Pan bagna

Serve 2 porções
Tempo de preparo: 5 minutos

Embora a maioria dos italianos provavelmente use atum enlatado em azeite, a versão em água tem o mesmo sabor sem a adição de gordura.

1 baguete integral pequena (cerca de 20 centímetros)
1 lata de atum sólido em água escorrido e seco
1 tomate sem semente fatiado
3 colheres de sopa de molho balsâmico *light*
1 colher de sopa de alcaparras, escorridas e lavadas
Sal e pimenta-do-reino a gosto
1 ½ xícara de rúcula *baby* ou agrião

Corte a baguete ao meio horizontalmente. Tire o miolo. Reserve ½ xícara do miolo.

Em uma tigela média misture o miolo, o atum, o tomate, o molho, as alcaparras e sal e pimenta a gosto. Recheie o pão com a mistura. Acrescente a rúcula. Corte o sanduíche transversalmente e sirva.

Risoto de batata-doce com vitela

Serve 2 porções
Tempo de preparo: 10 minutos
Tempo de cozimento: 45 minutos

O risoto é tradicionalmente preparado acrescentando lentamente caldo fervente ao arroz enquanto ele cozinha. Aqui o método é mais simples, mas o resultado continua sendo um arroz cremoso e saboroso.

- 2 colheres de sopa de cebola vermelha fatiada fina
- ½ xícara de arroz integral
- 1 lata (415 ml) de caldo de galinha com baixa teor de sódio, dividido
- 1 batata-doce pequena (cerca de 280 gramas), sem pele e cortada em cubos pequenos
- 2 colheres de sopa de leite e creme de leite (meio a meio) desnatado
- ½ colher de sopa de folhas de sálvia picada ou uma pitada de sálvia seca
- Sal e pimenta-do-reino a gosto
- 2 fatias de vitela (cerca de 90 gramas cada), com mais ou menos 0,63 centímetros de espessura
- 3 colheres de sopa de queijo parmesão ralado

Em uma panela média antiaderente untada e aquecida em fogo médio-baixo, coloque a cebola e cozinhe por 2 minutos, mexendo de tempos em tempos, até ficar macia. Adicione o arroz e misture. Acrescente ½ xícara do caldo e espere levantar fervura. Reduza o fogo para o nível mais baixo, tampe e deixe cozinhar por 35 a 40 minutos, até o caldo ser absorvido e o arroz ficar tenro.

Enquanto isso ferva uma pequena panela de água. Ponha a batata-doce para cozinhar por 10 minutos, até começar a ficar macia. Escorra.

Adicione a batata-doce, o restante do caldo e ½ xícara de água ao arroz ainda no fogo baixo. Mexa levemente por cerca de 5 minutos, até o caldo se incorporar ao arroz. Misture o leite e creme de leite e a sálvia. Continue mexendo, acrescentando água se necessário, até o arroz atingir a consistência desejada. Tempere com sal e pimenta.

Aqueça uma frigideira média untada levemente com azeite, em fogo médio-alto. Na panela quente, cozinhe por 2 minutos a vitela temperada com sal e pimenta, até ficar completamente cozida. Arrume a vitela e o risoto em 2 pratos, salpicando o queijo sobre o arroz. Sirva.

Lanche

CROSTINI CAPRESE

SERVE 2 PORÇÕES
TEMPO DE PREPARO: 5 MINUTOS
TEMPO DE COZIMENTO: 5 MINUTOS

Essas deliciosas comidinhas são uma variação da salada de tomate clássico, manjericão e mussarela. Você pode substituir as torradas por qualquer biscoito integral fino.

6 torradas integrais
1 tomate sem semente fatiado fino
60 gramas (½ xícara) de mussarela sem gordura em tiras
½ colher de chá de azeite extra-virgem
2 colheres de chá de vinagre balsâmico
1 xícara pequena de folhas de manjericão fresco
Sal e pimenta-do-reino a gosto

Pré-aqueça o forno a 120°. Arrume as torradas em uma forma. Cubra cada um com fatias de tomate e salpique queijo. Asse por 5 minutos, até o queijo derreter.

Tempere o *crostini* com azeite e vinagre. Enfeite com o manjericão e tempere com sal e pimenta.

Pimentão doce tostado com ricota

Serve 2 porções
Tempo de preparo: 10 minutos
Tempo de cozimento: 10 minutos

Pimentões assados aparecem em muitos pratos italianos. Coloque ricota e manjericão fresco sobre os pimentões.

Dica: use a chama do fogão a gás para tostar os pimentões. Se preferir use *grill* ou grelha.

2 pimentões-vermelhos, laranjas ou amarelos
1 colher de chá de vinagre de vinho tinto ou branco
Sal e pimenta-do-reino a gosto
1/3 de xícara de ricota com baixo teor de gordura.
¼ de xícara de manjericão fresco picado
2 fatias de baguete integral

Usando um pegador, segure um pimentão de cada vez sobre a chama do seu fogão. Toste a pele de cada pimentão completamente (ou coloque ambos sobre o *grill* e toste completamente). Coloque os pimentões em uma tigela média e cubra. Deixe esfriar por 10 minutos.

Faça um corte na base do pimentão e esprema com a mão sobre uma tigela para guardar o caldo. Corte os pimentões ao meio e retire as sementes e o caule. Usando uma faca sem corte ou os próprios dedos, tire a pele tostada dos pimentões. Em seguida corte os pimentões em tiras ou cubos.

Misture bem o caldo do pimentão, o vinagre, o sal e a pimenta a gosto. Adicione os pimentões, a ricota e o manjericão. Mexa até ficar tudo bem misturado. Sirva com a baguete.

Cogumelos *portobello* recheados

Serve 2 porções
Tempo de preparo: 10 minutos
Tempo de cozimento: 25 minutos

2 cogumelos *portobello*
1 colher de chá de azeite de oliva
1 colher de chá de vinagre balsâmico
Sal e pimenta-do-reino a gosto
1 alho-poró, fatiado fino, limpo e lavado (apenas as partes branca e verde--clara)
2 xícaras de espinafre
½ xícara de feijão-branco ou feijão *cannellini* em lata, lavado e escorrido
2 colheres de sopa de queijo parmesão ralado

Pré-aqueça o forno a 230°. Arrume os cogumelos sobre uma forma com o caule para cima. Coloque o azeite, o vinagre e tempere com sal e pimenta. Asse por 15 minutos.

Enquanto isso, em uma frigideira grande antiaderente untada com azeite aquecida em fogo médio, cozinhe mexendo o alho-poró por 5 minutos. Adicione um punhado de espinafre de cada vez, mexendo constantemente, até cozinhar completamente. Misture os feijões, e sal e pimenta a gosto e cozinhe por um minuto para pegar os sabores.

Cubra o cogumelo com a mistura de espinafre. Salpique com queijo. Asse por 10 minutos até os cogumelos ficarem completamente aquecidos e o queijo derretido. Sirva.

CAPONATA DE BERINJELA

SERVE 2 PORÇÕES
TEMPO DE PREPARO: 5 MINUTOS
TEMPO DE COZIMENTO: 18 MINUTOS

Esta clássica iguaria siciliana é infinitamente adaptável. Use como molho para massa ou para cobertura de pizza. Ou sirva puro, com pão aquecido.

1 colher de chá de azeite de oliva
½ berinjela cortada em cubos pequenos
1 pimentão (de qualquer cor), cortado em cubos pequenos
½ cebola picada
1 talo de aipo, fatiado bem fino
¾ de xícara de suco de tomate
¼ de xícara de lentilhas em lata, lavadas e escorridas
1 colher de sopa de vinagre de vinho tinto
2 colheres de chá de alcaparras lavadas e escorridas
Sal e pimenta-do-reino a gosto
3 colheres de sopa de queijo parmesão

Aqueça o azeite em uma frigideira grande sobre fogo médio. Adicione a berinjela e cozinhe por 4 minutos até ficar macia, mexendo de vez em quando. Coloque em uma tigela.

Na mesma frigideira, untada levemente com azeite, coloque o pimentão, a cebola e o aipo e cozinhe por 3 minutos em fogo médio, mexendo de vez em quando.

Adicione a berinjela, o suco de tomate e as lentilhas. Tampe e cozinhe por 10 minutos, mexendo de vez em quando. Acrescente o vinagre e as alcaparras e cozinhe por mais um minuto. Tempere com sal e pimenta. Sirva quente ou em temperatura ambiente, guarnecido com queijo.

Jantar

FRANGO ITALIANO COM PIMENTÃO E CEBOLA

SERVE 2 PORÇÕES
TEMPO DE PREPARO: 10 MINUTOS
TEMPO DE COZIMENTO: 33 MINUTOS

DICA: contanto que você mantenha o fogo baixo e não pare de mexer, não é necessário usar muito óleo para cozinhar carne e vegetais.

2 metades de peito de frango sem osso e sem pele (cerca de 120 gramas cada uma)
Sal e pimenta-do-reino a gosto
½ cebola média, fatiada bem fina
1 pimentão fatiado bem fino
2 dentes de alho picados
½ xícara de caldo de galinha com baixo teor de sódio
1 colher de sopa de vinagre de vinho branco
1 colher de chá de tomilho fresco
120 gramas de *penne* integral ou outra massa no mesmo formato

Pré-aqueça o forno a 180°. Tempere o frango com sal e pimenta e coloque para grelhar em fogo médio, em uma frigideira antiaderente levemente untada com azeite, por 4 minutos de cada lado; não cozinhe completamente. Passe para uma travessa.

Na mesma frigideira sobre fogo médio-baixo, frite a cebola e o pimentão por 5 minutos, mexendo, até ficar macio. Adicione o alho, o caldo, o vinagre e o tomilho. Espere subir a fervura e cozinhe, mexendo em fogo baixo por 2 minutos.

Coloque os vegetais em uma assadeira e disponha o frango sobre eles. Leve ao forno e asse por 18 minutos, até o frango ficar completamente cozido.

Enquanto isso cozinhe a massa de acordo com as instruções da embalagem. Sirva com o frango e os vegetais.

Frango rápido com ragu de *porcini*

Serve 2 porções
Tempo de preparo: 10 minutos
Tempo de cozimento: 25 minutos

Pequenas porções de tomate seco e cogumelos terrestres adicionam muito sabor a este prato simples de frango. Farro é um grão substancioso que é especialmente rico em fibras e proteína. Se não encontrá-lo, substitua por arroz integral.

120 gramas de farro
15 gramas (cerca de ½ xícara) de cogumelo *porcini* seco, lavado e escorrido
1 ¼ de xícara de caldo de galinha com baixo teor de sódio, dividido
2 metades de peito de frango sem osso e sem pele (cerca de 120 gramas cada), cada metade cortada ao meio horizontalmente
2 tomates secos picados
½ chalota pequena picada
½ colher de chá de vinagre de vinho tinto
Sal e pimenta-do-reino a gosto

Cozinhe o farro conforme as instruções da embalagem; mantenha-o aquecido.

Enquanto isso misture em uma tigela média os cogumelos e 1 xícara do caldo (de maneira que os cogumelos fiquem cobertos). Ponha no micro-ondas por 1 minuto e deixe descansar por 5 minutos. Coloque os cogumelos numa tábua de carne e pique. Junte ao molho na tigela.

Tempere o frango com sal e pimenta. Em uma frigideira antiaderente, levemente untada e aquecida em fogo médio-alto, cozinhe o frango por 2 minutos. Vire e cozinhe por mais 1 minuto. Coloque em um prato grande.

Na mesma frigideira, sobre fogo médio, cozinhe os tomates secos e a chalota por 1 minuto, mexendo constantemente. Adicione os cogumelos com o caldo e o restante do caldo de galinha. Cozinhe por 4 minutos, mexendo para não deixar queimar os pedaços pequenos.

Retorne o frango e todo caldo que estiver no prato à panela. Tampe e cozinhe em fogo baixo por 1 minuto até que o frango fique totalmente cozido. Disponha o frango em um prato limpo. Misture o vinagre no molho e tempere com sal e pimenta. Coloque o molho sobre o frango. Sirva com o farro.

ROBALO ASSADO COM ERVA-DOCE E SALADA DE LARANJA

SERVE 2 PORÇÕES
TEMPO DE PREPARO: 5 MINUTOS
TEMPO DE COZIMENTO: 16 MINUTOS

Prepare na época das laranjas.

DICA: você pode substituir o robalo por caranha ou tilápia.

120 gramas de espaguete integral
2 filés de robalo (cerca de 150 gramas cada)
Sal e pimenta-do-reino
2 colheres de chá de azeite, divididas
1 laranja-baía ou laranja-de-sangue grande
1 bulbo de erva-doce, cortado ao meio longitudinalmente, sem miolo e fatiado bem fino
16 folhas pequenas de hortelã rasgadas ao meio

Cozinhe a massa de acordo com as instruções da embalagem e mantenha aquecida.

Seque o peixe com papel toalha e tempere com sal e pimenta. Em uma frigideira média antiaderente, em fogo médio-alto, coloque 1 colher de azeite. Na panela aquecida coloque o peixe com a pele para baixo e frite por 3 minutos, até dourar. Vire e frite por mais 3 minutos, até ficar completamente cozido.

Corte a laranja sem casca em gomos e coloque numa tigela. Deixe o suco cair na tigela. Misture os pedaços e o suco de laranja com a erva-doce, a hortelã e a colher de chá de azeite restante. Tempere com sal e pimenta a gosto.

Acomode a erva-doce e a salada de laranja em 2 pratos, deixando o tempero na tigela. Coloque o robalo sobre a salada e derrame um pouco do tempero sobre o peixe. Sirva com o espaguete quente salpicando um pouco do tempero também sobre a massa.

Café da manhã

OMELETE BASCO COM PRESUNTO E PIMENTÃO ASSADO

SERVE 2 PORÇÕES
TEMPO DE PREPARO: 5 MINUTOS
TEMPO DE COZIMENTO: 10 MINUTOS

Embora seja chamado de omelete, este prato de ovo do Norte da Espanha é preparado como os ovos mexidos dos norte-americanos. Sirva com torradas.

½ xícara de cebola picada
2 pimentões assados, cortados em cubos
Sal e pimenta-do-reino a gosto
1 pitada de pimenta-caiena
4 claras levemente batidas
60 gramas de presunto serrano ou *gourmet*, cortado em cubos
3 fatias de pão integral torrado

Em uma frigideira média antiaderente, untada levemente com azeite e aquecida em fogo médio, coloque a cebola e frite por 4 minutos, mexendo de tempos em tempos, até ficar macia. Adicione os pimentões assados, sal e pimenta a gosto e a pimenta-caiena. Cozinhe por 4 minutos, mexendo de tempos em tempos. Coloque em uma tigela pequena.

Limpe a frigideira com papel toalha. Unte novamente a frigideira com azeite e deixe aquecer sobre fogo alto.

Em uma tigela pequena bata as claras. Derrame na frigideira quente e cozinhe, mexendo de tempos em tempos, até que os ovos fiquem firmes. Acrescente a mistura de pimentão e o presunto. Tempere com sal e pimenta a gosto. Sirva com a torrada.

Tortilha espanhola com batata-doce

Serve 2 porções
Tempo de preparo: 5 minutos
Tempo de cozimento: 20 minutos

Chamada de *tortilla* na Espanha, esta torta de ovo e batata é servida pela manhã, no almoço e à noite.

- ½ colher de chá de azeite de oliva
- 1 batata-doce grande, sem pele e cortada em cubos pequenos
- ½ cebola vermelha picada
- 2 dentes de alho picado
- Sal e pimenta-do-reino a gosto
- 6 claras de ovo
- 2 fatias de pão integral

Pré-aqueça o forno a 180°. Em uma frigideira antiaderente untada e aquecida em fogo médio, coloque a batata-doce, a cebola, o alho e sal e pimenta a gosto. Cozinhe por 10 minutos, virando os vegetais até que fiquem dourados e macios.

Em uma tigela média bata as claras de ovo e o sal. Reduza o fogo da frigideira para fogo baixo, adicione os ovos aos vegetais e deixe cozinhar sem mexer por 5 minutos até ficar firme. Transfira essa massa para uma forma refratária e leve ao forno. Asse por 5 minutos até ficar completamente cozida. Sirva com o pão.

Almoço

Arroz assado com feijão

Serve 2 porções
Tempo de preparo: 5 minutos
Tempo de cozimento: 45 minutos

Arroz com feijão é uma ótima fonte de proteína barata. Aqui o arroz é assado, em vez de ser cozido.

- ½ xícara de arroz integral
- 1 lata (415 mililitros) de caldo de galinha com baixo teor de sódio
- 1 pitada de sal
- ½ lata de feijão-preto lavado e escorrido, aquecido
- ½ xícara de tomates-cereja cortados ao meio
- ½ xícara de coentro fresco picado

Pré-aqueça o forno a 190°. Despeje o arroz em uma forma refratária.

Misture o caldo e o sal em um copo de medida. Ferva lentamente no micro-ondas. Derrame o caldo fervendo sobre o arroz e misture; depois cubra bem com papel alumínio. Asse por 40 a 45 minutos, até o arroz ficar macio e o caldo ser absorvido. Descubra e afofe o arroz com um garfo.

Misture o feijão aquecido e os tomates com o arroz e guarneça com coentro. Sirva.

Pão com presunto

Serve 2 porções
Tempo de preparo: 5 minutos

Os espanhóis se orgulham, com razão, do presunto que produzem. Se você encontrar presunto serrano, use-o para preparar este sanduíche aberto. Se não encontrar, pode usar qualquer presunto ou peru defumado para variar.

2 tomates partidos ao meio
Sal a gosto
½ baguete integral pequena (cerca de 20 centímetros) cortada de comprido
1 colher de chá de azeite de oliva extra virgem
4 fatias finas de presunto serrano, ou outro presunto qualquer (cerca de 85 gramas cada)
Alface *baby* ou alface-romana rasgada

Rale o tomate em uma tigela. Descarte a pele. Tempere a polpa de tomate com sal.

Asse a baguete sem miolo. Preencha a baguete com a polpa de tomate. Regue com azeite de oliva e cubra com uma fatia de presunto e um pouco de alface. Sirva.

Lanche

Purê de lentilha vermelha

Serve 4 porções (2 xícaras)
Tempo de preparo: 5 minutos
Tempo de cozimento: 12 minutos

Este patê saudável serve 4 pessoas. Dura uma semana, se guardado na geladeira. Sirva quente ou em temperatura ambiente com pão pita e vegetais

- 1 xícara de lentilhas-vermelhas selecionadas e lavadas
- 1 xícara de caldo de galinha com baixo teor de sódio
- Sal e pimenta-do-reino a gosto
- 3 colheres de sopa de suco de limão fresco
- 1 colher de chá de tomilho fresco
- Talos de aipo para molhar no purê

Misture a lentilha, o caldo, sal e pimenta a gosto em uma panela pequena, sobre fogo médio-alto e deixe ferver. Reduza para fogo baixo, tampe e deixe ferver por 12 minutos, até ficar macia.

Em um processador de alimentos, misture as lentilhas com o suco de limão e o tomilho. Processe até ficar uma pasta homogênea. Sirva com os talos de aipo.

Salada de inverno com tangerina e vinagrete caseiro de vinho *cherry*

Serve 2 porções
Tempo de preparo: 5 minutos

Os espanhóis costumam colocar cebola vermelha em suas saladas. Se você não gostar de cebolas cruas, fique à vontade para tirar da receita.

- 2 colheres de chá de vinagre de vinho *cherry* ou de vinho tinto
- 1 colher de chá de azeite de oliva extra virgem
- 2 tangerinas descascadas e em gomos
- Sal e pimenta-do-reino a gosto
- 2 xícaras de rúcula *baby*
- 1 cabeça pequena de *radicchio*, dividida ao meio e rasgada em pedaços (cerca de 5 xícaras bem cheias)
- 2 colheres de sopa de cebola vermelha fatiada fina
- 1 xícara de peito de frango desfiado

Em uma tigela pequena, misture o vinagre e o azeite de oliva. Esprema um gomo de tangerina na tigela, misturando com o molho. Tempere com sal e pimenta.

Em uma tigela grande, junte a rúcula, o *radicchio* e a cebola. Adicione o restante da tangerina e o peito de frango. Adicione o vinagrete e misture bem. Sirva.

Tomates recheados com atum

Serve 2 porções
Tempo de preparo: 5 minutos

Torre duas fatias de pão integral e corte em triângulos, para servir com estes tomates recheados com atum.

180 gramas de atum em lata, conservado em água e escorrido
1 colher de sopa de cebola vermelha picada bem fina
½ pepino pequeno, sem casca e picado
2 colheres de sopa de maionese sem gordura
2 colheres de sopa de suco de limão fresco
Sal a gosto
2 tomates médios
4 colheres de sopa de estragão fresco picado
2 fatias de pão integral torrado

Misture em uma tigela média o atum, a cebola e o pepino. Adicione maionese, limão e sal a gosto.

Com uma faca pequena, faça um buraco grande nos tomates, criando uma cavidade para a salada de atum. Recheie bem os tomates com a mistura de atum até passar do tampo do tomate. Polvilhe estragão. Sirva imediatamente com as torradas.

CEVICHE DE ATUM CÍTRICO, COM *CHIPS* DE LIMA

SERVE 2 PORÇÕES
TEMPO DE PREPARO: 10 MINUTOS (ALÉM DO TEMPO DE MARINAR)
TEMPO DE COZIMENTO: 15 MINUTOS

No ceviche, o peixe na verdade "cozinha" no marinado cítrico. O peixe pode ser marinado um dia antes, mas depois de 4 horas, escorra o suco do peixe. Espere para colocar o tomate e a salsinha na hora de servir.

155 gramas de atum, em pedaços de um centímetro
¼ de xícara de lima
¼ de xícara de suco de limão fresco
2 cebolinhas bem picadas
1 pimenta-jalapenho sem semente picada fina
1 tomate em fatias de 1,25 centímetros
¼ de xícara de salsinha picada
Sal a gosto
Chips de tortilha de lima (veja abaixo)

Em uma tigela de plástico ou vidro, misture o atum, o suco de lima, o suco de limão e a cebolinha. O suco deve cobrir o peixe. Cubra e deixe descansar na geladeira por 4 horas. Escorra.

Adicione a pimenta-jalapenho, o tomate e a salsinha, e tempere com sal. Sirva com as *chips*.

CHIPS DE TORTILHA DE LIMA

Pré-aqueça o forno a 180°. Corte uma tortilha em 8 fatias. Em uma xícara pequena, misture 2 colheres de chá de suco de lima com ½ colher de chá de azeite de oliva. Arrume as fatias de tortilhas numa forma e pincele a mistura de lima e azeite. Salpique com sal e asse por 12 minutos, até ficar crocante.

Cozido de grão-de-bico com escarola

Serve 2 porções
Tempo de preparo: 5 minutos
Tempo de cozimento: 30 minutos

O grão-de-bico acrescenta proteína e fibras a este clássico cozido mediterrâneo.

- ½ colher de chá de azeite de oliva
- ½ cebola pequena picada
- 2 dentes de alho bem picados
- Sal e pimenta-do-reino a gosto
- 210 gramas (cerca de meia lata) de grão-de-bico, lavado e escorrido
- 1 xícara de caldo de galinha com baixo teor de sódio
- 2 colheres de chá de tomilho fresco picado ou 1 colher de chá de tomilho seco
- ¼ de colher de chá de açafrão em pó
- 1 xícara de escarola fatiada bem fina

Aqueça o azeite em uma panela sobre fogo médio. Adicione a cebola, o alho e sal e pimenta a gosto. Frite por 5 minutos, mexendo de tempos em tempos. Adicione o grão-de-bico, o caldo de galinha, ¼ de xícara de água, o tomilho e o açafrão e deixe ferver. Reduza para fogo baixo e deixe cozinhar por 20 minutos.

Retire metade do cozido e faça um purê, no liquidificador ou em um processador. Coloque o purê de volta na panela (outra opção é usar um "mixer" para amassar o purê dentro da própria panela). Adicione a escarola. Cozinhe em fogo baixo por 5 minutos até que a escarola fique tenra, adicione mais água se a mistura ficar dura demais.

Sirva o cozido em tigelas e tempere com sal e pimenta a gosto.

Jantar

Robalo grelhado em ninho de lentilhas

Serve 2 porções
Tempo de preparo: 10 minutos
Tempo de cozimento: 38 minutos

Este jantar, do tipo que come em restaurante, parece ser uma receita simples, mas engana.

Dica: vinagre de vinho *cherry* é típico da Espanha. Se não encontrar, substitua por vinagre de vinho tinto.

Lentilhas

2 cenouras cortadas em pedaços pequenos
1 aipo, em cubos pequenos
½ cebola pequena picada
2 colheres de chá de tomilho fresco picado ou ½ colher de chá de tomilho seco
1 xícara de lentilhas verdes ou marrons, lavadas e escolhidas
2 xícaras de caldo de galinha com baixo teor de sódio
2 colheres de chá de vinagre de vinho *cherry*
Sal e pimenta-do-reino a gosto

Robalo

2 filés de robalo (cerca de 120 gramas cada), com pele
½ colher chá de azeite de oliva
2 colheres de sopa de salsinha picada
½ xícara de arroz integral aquecido

Para cozinhar as lentilhas, unte levemente com azeite uma frigideira antiaderente média ou uma panela de ferro e coloque sobre fogo médio. Cozinhe por 6 minutos as cenouras, o aipo, a cebola e o tomilho, mexendo sempre, até ficarem macios. Misture as lentilhas e o caldo de galinha e deixe ferver. Tampe e reduza para fogo baixo para cozinhar por 30 minutos. Misture o vinagre e tempere com sal e pimenta.

Para cozinhar o peixe, enxugue os filés com papel toalha e tempere com sal e pimenta. Aqueça bem o óleo em uma frigideira em fogo médio-alto. Adicione os filés, com a pele para baixo. Frite por 4 minutos até dourar. Vire os filés e frite por mais 4 minutes até ficar completamente cozido. Arrume as lentilhas em uma tigela rasa. Coloque o peixe sobre as lentilhas e guarneça com a salsinha. Sirva com arroz.

Frango caseiro com molho de tomate

Serve 2 porções
Tempo de preparo: 10 minutos
Tempo de cozimento: 22 minutos

Muitos pratos espanhóis começam com um *sofrito* (fritada) feito de tomate, cebola, cogumelo e pimentão-verde. Aqui um frango grelhado na frigideira é acrescentado ao molho para preparar um prato principal fácil e rápido.

- ½ cebola amarela picada
- 3 dentes de alho picado
- ½ pimentão-verde picado
- 3 *champignons* em fatias grossas
- 1 lata (450 gramas) de tomate picado
- 2 metades de peito de frango sem osso e sem pele (cerca de 120 gramas cada)
- Sal e pimenta-do-reino a gosto
- 1 ½ xícara de arroz integral cozido e quente

Em uma frigideira antiaderente grande, levemente untada com azeite e aquecida em fogo médio, cozinhe por 5 minutos, mexendo de tempos em tempos, a cebola, o alho, o pimentão, o cogumelo e uma colherada de molho do tomate picado. Adicione os tomates e cozinhe por 6 minutos, mexendo de tempos em tempos. Se o molho parecer muito grosso, adicione um pouco de água. Deixe um pouco de molho na panela.

Tempere o frango com sal e pimenta e frite por 5 minutos de cada lado em uma frigideira média antiaderente levemente untada com azeite e pré-aquecida. O frango não vai ficar completamente cozido. Corte o frango diagonalmente em fatias de pouco mais de 1 centímetro.

Arrume o frango sobre o molho quente na frigideira sobre fogo baixo. Misture bem o frango com o molho e tampe a panela e cozinhe em fogo baixo por 6 minutos. Tempere com sal e pimenta e sirva sobre o arroz.

PAELLA DE CAMARÃO COM AÇAFRÃO

SERVE 2 PORÇÕES
TEMPO DE PREPARO: 10 MINUTOS
TEMPO DE COZIMENTO: 23 MINUTOS

Sem dúvida alguma, a paella é o prato mais famoso da Espanha. Ela pode ser preparada com peixe, frango ou linguiça, ou até mesmo com os três juntos.

½ colher de chá de azeite de oliva
1 cebola pequena picada
½ pimentão-vermelho picado
3 dentes de alho picados
¼ de colher de chá de açafrão em fios, picado
¼ de colher de chá de páprica espanhola apimentada ou páprica húngara apimentada
Sal e pimenta-do-reino a gosto
430 mililitros (ou mais, se necessário) de caldo de galinha com baixo teor de sódio
¼ de xícara de arroz arbório
180 gramas de camarão limpo e sem casca (fresco ou congelado)
½ xícara de ervilha pequena congelada

Aqueça o óleo em uma frigideira de ferro média e frite a cebola e o pimentão por 6 minutos até ficar macio, mexendo de tempos em tempos. Misture o alho, o açafrão, a páprica e sal e pimenta a gosto. Adicione o caldo e o arroz.

Deixe cozinhar e reduza para fogo baixo. Tampe e cozinhe lentamente por 12 minutos até o arroz ficar quase tenro. Arrume o camarão e as ervilhas sobre o arroz e adicione ¼ xícara (ou mais) de caldo para umedecer. Tampe e cozinhe até o camarão ficar opaco no centro, cerca de 5 minutos. Tempere com sal e pimenta. Sirva.

Café da manhã

GAERAN MARI

SERVE 1 PESSOA
TEMPO DE PREPARO: 5 MINUTOS
TEMPO DE COZIMENTO: 2 MINUTOS

Esse enrolado coreano é um prato fácil de fazer tanto quanto uma omelete. Completamos a refeição e acrescentamos fibra, servindo-a com um acompanhamento de arroz integral.

DICA: procure arroz integral instantâneo no seu supermercado.

- 4 claras de ovo
- ¼ xícaras de cebola picada
- ¼ de xícara de cenoura picada
- Sal e pimenta-do-reino a gosto
- 1 folha de alga torrada ou *nori*
- ¾ de xícara de arroz integral cozido e quente

Em uma tigela média, coloque a clara, a cebola, a cenoura e o sal e pimenta a gosto e misture tudo até ficar homogêneo.

Aqueça uma frigideira antiaderente untada com azeite em fogo médio-baixo.

Coloque a mistura na frigideira quente e cozinhe por 1 minuto. Coloque a alga sobre os ovos e cozinhe por 1 minuto até ficar firme. Solte as bordas da omelete com uma espátula de borracha. Retire a omelete da frigideira e coloque sobre uma tábua de cozinha. Enrole a omelete como um rocambole e corte em fatias de 2,5 centímetros. Transfira para uma travessa e sirva com arroz.

Sopa de macarrão com frango

Serve 2 porções
Tempo de preparo: 5 minutos
Tempo de cozimento: 8 minutos

A sopa quente de macarrão é frequentemente servida no café da manhã na Coreia. Economize tempo comprando a cenoura picada e a carne de frango de uma *rotisserie.*

Dica: macarrão de celofane, também chamados de feijão-da-china ou feijão-rajado, são típicos da Coreia. Se não encontrá-los, substitua-os por macarrão *udon* ou *soba.*

90 gramas de macarrão de celofane ou *soba*
3 xícaras de caldo de galinha com teor reduzido de sódio
1 colher de sopa de molho de soja com teor reduzido de sódio
½ colher de chá de cinco especiarias chinesas em pó
¾ de xícara de cenoura picadas
1 ½ xícara de peito de frango cozido e desfiado
3 cebolinhas-francesas picadas

Cozinhe o macarrão de acordo com as instruções da embalagem.

Em uma panela aquecida em fogo alto coloque o caldo, o molho de soja, e as cinco especiarias em pó e misture até ficar um líquido homogêneo. Adicione a cenoura e cozinhe por mais 3 minutos. Acrescente o macarrão cozido e o frango. Cozinhe até aquecer todos os ingredientes. Sirva em tigelinhas fundas e use as cebolinhas como guarnição.

Arroz com gergelim

Serve 1 porção
Tempo de preparo: 5 minutos
Tempo de cozimento: 40 minutos

Um tigela com arroz quente, seja com vegetais e condimentos ou simplesmente aromatizada com soja ou espinafre, é um café da manhã ou lanche popular na Coreia.

2 claras de ovo levemente batidas
1/3 de xícara de arroz integral
1 colher de sopa de cebolinha-francesa picada (apenas a parte branca)
Sal e pimenta-do-reino a gosto
1 xícara de caldo de carne ou galinha com baixo teor de sódio
3 xícaras de espinafre *baby*
1 colher de chá de óleo de gergelim
2 colheres de chá de molho de soja com baixo teor de sódio

Em uma frigideira antiaderente, untada com azeite e aquecida em fogo médio coloque as claras e faça claras mexidas. Reserve.

Na mesma frigideira limpa com papel toalha coloque o arroz, a cebolinha, sal e pimenta-do-reino a gosto. Cozinhe mexendo por 30 segundos para misturar o arroz. Adicione o caldo e ¼ de xícara de água e deixe ferver lentamente. Abaixe o fogo, tampe e cozinhe por 40 minutos. Nos últimos 2 minutos junte o espinafre e cozinhe até que ele murche. Junte as claras mexidas.

Transfira o arroz e o espinafre para uma tigela, regue com óleo de gergelim e molho de soja e sirva.

Almoço

CHURRASCO E ARROZ NA TIGELA

SERVE 2 PORÇÕES
TEMPO DE PREPARO: 5 MINUTOS
TEMPO DE COZIMENTO: 8 MINUTOS

Os coreanos são conhecidos pelo seu churrasco, especialmente pelo de carne bovina e pelo molho usado, uma mistura de saquê, óleo de soja e alho. Se você não encontrá-lo, misture esses três ingredientes para fazer 3 colheres de sopa.

180 gramas de fraldinha cortada em tirinhas
3 colheres de sopa de molho para churrasco coreano
120 gramas de vagem limpa e picada na diagonal
½ xícara de cenoura picada
Sal a gosto
1 ½ xícara de arroz integral cozido e quente
1 cebolinha-francesa picada

Em uma tigela média misture o molho para churrasco à carne.

Em uma frigideira média antiaderente, untada e aquecida em fogo alto, coloque a vagem, a cenoura e sal a gosto. Frite mexendo por 2 minutos. Adicione ½ xícara de água, tampe e cozinhe por 3 minutos. Desligue o fogo antes de ficarem macias. Transfira para uma travessa.

Use a mesma frigideira em fogo alto e coloque a carne e o molho. Mexa por 2 minutos até que a carne não esteja mais rosada. Acrescente os vegetais, cozinhe por 1 minuto para aquecê-los.

Coloque o arroz em 2 tigelas e adicione sobre ele a mistura da carne. Guarneça com a cebolinha e sirva.

Salada de camarão asiática

Serve 2 porções
Tempo de preparo: 10 minutos

Use camarão congelado para essa receita. Verifique com atenção se a embalagem indica que o camarão é cozido.

Molho
2 colheres de sopa de molho de gengibre com gergelim
½ colher de chá de pasta de chili asiático apimentado

Salada
120 gramas de camarão médio congelado cozido (sem casca e limpo)
½ pepino sem casca e cortado em cubos
1 xícara de repolho-chinês picado
½ pimentão-vermelho fatiado
2 cebolinhas-francesas fatiadas
1 colher de sopa de amendoim picado
1 ½ xícara de arroz integral cozido e quente

Para fazer o molho misture numa tigela pequena o molho de gengibre com gergelim e a pasta de chili até ficar uma mistura homogênea.

Para fazer a salada, em uma tigela média coloque o camarão, o pepino, o repolho, o pimentão e a cebolinha. Coloque o molho e salpique amendoim. Sirva com arroz.

Lanche

SALADA CROCANTE DE VEGETAIS

SERVE 2 PORÇÕES
TEMPO DE PREPARO: 5 MINUTOS
TEMPO DE COZIMENTO: 5 MINUTOS

Este é um lanche para um dia quente. Use esta receita como um ponto de partida — adicione ou substitua seus vegetais favoritos os vegetais da estação.

1 cenoura grande
½ pimentão-vermelho cortado em 4
8 ervilhas-tortas
½ xícara de *edamame* congelado
1 ½ colher de chá de óleo de gergelim
2 colheres de chá de vinagre de vinho branco
1 colher de chá de suco de limão fresco
Sal e pimenta-do-reino a gosto
1 pitada de chili vermelho (opcional)
1 punhado de broto de ervilha ou de alfafa

Corte em palitos a cenoura, o pimentão e a ervilha.

Cozinhe o *edamame* conforme as instruções da embalagem.

Em uma tigela média misture o óleo, o vinagre, o suco de limão, o sal, pimenta-do-reino a gosto e o chili vermelho. Adicione os palitos de vegetais, *edamame* e o broto de ervilha. Misture tudo e sirva.

WRAP DE ALFACE COM FRANGO AO GENGIBRE

SERVE 2 PORÇÕES
TEMPO DE PREPARO: 5 MINUTOS
TEMPO DE COZIMENTO: 6 MINUTOS

Tenha o cuidado de usar leite de coco *light*, não use o creme de coco grosso. Também tenha o cuidado de usar o óleo de gergelim asiático —com sabor forte, grosso e escuro — não o óleo de gergelim *light* geralmente usado na cozinha.

3 colheres de sopa de leite de coco *light* sem açúcar
1 colher de chá de gengibre fresco moído e sem casca
1 colher de sopa de molho de soja com baixo teor de sódio
½ colher de óleo de gergelim asiático
120 gramas de metades de peito de frango sem pele, desossado (filés) cortado em tiras de 0,5 centímetros de largura
4 folhas de alface
⅓ de xícara de lentilhas em lata (escorrer e lavar)
Fatias de limão-galego

Em um processador misture o leite de coco, o gengibre, o molho de soja e o óleo de gergelim. Bata até ficar cremoso. Coloque essa mistura em uma tigela e adicione as tiras da carne de frango. Deixe marinar por no mínimo 15 minutos.

Coloque a carne em espetos, apertando os pedaços o quanto possível. Aqueça a grelha ou uma frigideira antiaderente untada em fogo médio.

Coloque o frango na grelha ou frigideira e grelhe por 3 minutos cada lado, até ficarem totalmente assados.

Arrume as folhas de alface em uma tábua de frios e remova o frango do espeto. Coloque em cada folha de alface um pouco do frango assado e da lentilha. Regue a lentilha com o suco de limão fresco. Faça um rolinho de alface e sirva.

SALADA DE ALGAS COM *EDAMAME*

SERVE 2 PORÇÕES
TEMPO DE PREPARO: 5 MINUTOS
TEMPO DE COZIMENTO: 5 MINUTOS

Procure algas *wakame* na seção de refrigerados de um supermercado que venda produtos japoneses. Essa alga fresca é vendida em pacotes. É importante lavá-la diversas vezes antes de usá-la.

⅔ de xícara de *edamame* congelado sem casca
1 xícara (60 gramas) de *wakame*
1 colher de sopa de vinagre de arroz
1 colher de chá de suco de limão fresco
1 colher de chá gengibre fresco moído e sem casca
1 colher de chá de molho de soja com teor de sódio reduzido

Cozinhe o *edamame* de acordo com as instruções da embalagem.

Mergulhe a alga na água quente por 5 minutos e dessalgue com 3 ou 4 trocas de água fria. Escorra e aperte a alga usando toalha de papel para remover excesso de água.

Em uma tigela média acrescente o vinagre, o suco de limão, o gengibre e o molho de soja. Adicione a alga e o *edamame*. Misture e sirva.

Camarão com feijão-preto e arroz frito

Serve 2 porções
Tempo de preparo: 5 minutos
Tempo de cozimento: 7 minutos

Use camarão congelado, pois é mais conveniente. Arroz integral pré-cozido é outro ótimo produto para uma comida rápida.

- ½ cebola pequena picada
- 1 clara de ovo levemente batida
- 1 colher de chá de gengibre fresco moído e sem casca
- 1 chili verde pequeno sem semente e picado
- 120 gramas de camarões pequenos (sem casca e limpos) pré-cozidos
- ¾ de xícara de arroz integral cozido
- ¼ de xícara de feijão-preto em lata (escorrer e enxaguar)
- 2 colheres de sopa de suco de limão fresco

Em uma frigideira antiaderente, untada e aquecida em fogo médio, ou em uma panela chinesa *wok*, coloque a cebola e frite por 3 minutos; até ficar macia.

Adicione a clara do ovo e cozinhe por 1 minuto sem mexer. Use uma colher de pau, dobre a clara para que ela cozinhe totalmente. Coloque a mistura de ovo com a cebola em uma travessa. Reserve.

Em uma panela untada e aquecida em fogo médio, coloque o gengibre e o chili. Frite por 30 segundos, sempre mexendo. Adicione o camarão e frite por mais 2 minutos. Junte o arroz, o feijão e a mistura de ovo reservada. Aqueça os ingredientes. Divida a receita em duas travessinhas. Regue com suco de limão e sirva.

Jantar

FRANGO E BATATA-DOCE À MODA *STIR-FRY*

SERVE 2 PORÇÕES
TEMPO DE PREPARO: 10 MINUTOS
TEMPO DE COZIMENTO: 13 MINUTOS

Uma porção desse jantar, que sacia a fome, tem mais de 400% da vitamina A diária de que você precisa.

1 batata-doce pequena (cerca de 240 gramas), descascada e cortada de modo longitudinal em rodelas de 1 centímetro e depois cortadas em tirinhas
½ cebola vermelha picada
240 gramas de metades de peito de frango sem pele, desossado e cortado em tirinhas
Sal e pimenta-do-reino a gosto
1 colher de sopa de gengibre fresco moído e sem casca
2 dentes de alho amassados
1 xícara de repolho picado ou salada de repolho
1 colher de sopa mais 1 colher de chá de molho *hoisin*

Em uma frigideira untada e aquecida em fogo médio-alto coloque a batata-doce e a cebola. Frite, sempre mexendo, por 8 minutos até os ingredientes ficarem macios. Adicione água se a misture ficar seca.

Tempere o frango com sal e pimenta a gosto. Aqueça novamente a panela em fogo médio e adicione o frango, o gengibre e o alho. Frite mexendo por 2 minutos. Junte o repolho, frite por mais 3 minutos, até o frango cozinhar e o repolho murchar, mas ainda permanecendo crocante. Coloque o molho *hoisin* e 2 colheres de sopa de água e aqueça os ingredientes. Sirva.

Carne de boi grelhada coreana

Serve 2 porções
Tempo de preparo: 5 minutos
Tempo de cozimento: 3 minutos

Essa é a típica receita de um *bibimbap*, ou churrasco coreano. A saborosa carne de boi grelhada é servida envolta em folhas de alface com arroz.

Dica: lave as folhas de alface e mantenha-as inteiras. Elas servirão para enrolar a mistura da carne condimentada.

210 gramas de fraldinha cortada em cubinhos
2 colheres de sopa de molho de churrasco coreano (ou 2 colheres de sopa de molho de soja com baixo teor de sódio, 2 dentes de alho picado e 1 colher de sopa de vinagre de arroz)
½ pera bem madura descascada e picada sem caroço
2 colheres de chá de gengibre sem casca e moído
Sal e pimenta-do-reino a gosto
1 pimentão-vermelho fatiado
1 ½ xícara de arroz integral cozido e quente
6 folhas de alface-romana lavadas e bem secas
Molho de soja com teor de sódio reduzido

Em um recipiente grande misture a carne, o molho de churrasco, a pera, o gengibre e sal e pimenta-do-reino a gosto. Cubra e leve ao refrigerador por 2 horas.

Remova a carne do marinado e descarte o marinado.

Pré-aqueça a grelha ou uma frigideira untada em fogo alto e coloque a carne. Grelhe por 3 minutos, ao ponto, mexendo sempre.

Coloque ¼ da mistura da carne, algumas fatias de pimentão e um pouco de arroz em uma folha de alface. Respingue um pouco de molho de soja e dobre-a como uma trouxinha. (Outra opção seria mergulhar a trouxinha de alface no molho de soja.)

Repita o procedimento com as folhas de alface restantes.

CLÁSSICO *STIR-FRY* CASEIRO COREANO

SERVE 2 PORÇÕES
TEMPO DE PREPARO: 10 MINUTOS
TEMPO DE COZIMENTO: 10 MINUTOS

Embora os coreanos frequentemente cozinhem com macarrão de celofane, você pode substituí-lo por qualquer outro macarrão asiático que encontrar. Use a carne de frango de uma *rotisserie* para um jantar rápido.

120 gramas de macarrão de celofane ou *udon*
1 cebola pequena picada
3 dentes de alho picado
120 gramas de espinafre *baby*
3 cebolinhas picadas
3 *shitakes* com hastes, limpos e picados
1 metade de peito de frango desossado, sem pele e cortado em tirinhas (aproximadamente 120 gramas)
2 colheres de sopa de molho de soja com teor de sódio reduzido
1 colher de chá de óleo de gergelim asiático

Cozinhe o macarrão de acordo com as instruções da embalagem. Escorra e enxágue em água fria para não ficar grudento.

Em uma frigideira grande antiaderente, untada e aquecida em fogo médio-alto, coloque a cebola e o alho e frite mexendo por 1 minuto. Adicione o espinafre, a cebolinha, o *shitake* e frite mexendo por mais 4 minutos. Os vegetais devem ficar crocantes.

Diminua a chama do fogo. Junte o macarrão cozido, o frango, o molho de soja e o óleo de gergelim. Cozinhe por mais 2 minutos agitando para misturar os sabores e aquecer os ingredientes. Sirva.

Café da manhã

Iogurte com damasco e romã

Serve 1 porção
Tempo de preparo: 5 minutos

Damascos e romãs são frutas populares em Israel.

1 xícara de iogurte grego natural desnatado
1 colher de sopa de néctar de agave
1 damasco sem casca e sem caroço cortado em fatias
4 colheres de sopa de semente de romã
¼ de amêndoa natural picada

Coloque o iogurte em uma tigela média e acrescente o néctar de agave. Cubra com fatias de damasco, sementes de romã e amêndoas. Sirva.

Pita com iogurte e endro

Serve 1 porção
Tempo de preparo: 5 minutos

Agora que temos tomate-cereja o ano todo, você pode desfrutar esse saboroso café da manhã em qualquer estação do ano. Mais notícias boas: esse pequenino prato contém mais vitamina A e C do que você precisa diariamente.

¾ de xícara de iogurte grego natural desnatado
2 colheres de sopa de *endro* fresco picado
1 colher de chá de suco de limão fresco
6 tomates-cereja cortado em 4 partes iguais
1 pita integral

Em uma tigela média, misture o iogurte, o endro, o suco de limão e o tomate. Aqueça o pita no forno e corte-o em fatias. Use as fatias como pazinhas para tomar o iogurte.

Bulgur de canela com nozes e frutas vermelhas

Serve 1 porção
Tempo de preparo: 5 minutos
Tempo de cozimento: 15 minutos

Cansado de aveia? Experimente o *bulgur* rico em fibras. Esse grão é muito popular no Oriente Médio.

- 1 ¼ xícara de leite desnatado
- ½ xícara de *bulgur light*
- 1 colher de chá de néctar de agave
- ½ colher de chá de canela em pó
- ½ xícara de amora fresca
- 1 colher de sopa de noz torrada picada

Em uma panela pequena aquecida, coloque o leite e deixe ferver lentamente. Diminua o fogo. Junte o *bulgur* e ferva, mexendo sempre, por 12 minutos até o liquido ser absorvido e o grão ficar macio. Retire do fogo e deixe descansar por 5 minutos.

Coloque o *bulgur* em uma tigela. Adicione o néctar de agave, a canela e a amora fresca. Enfeite com as nozes e sirva.

Almoço

FALAFEL DE ERVAS FRESCAS

SERVE 4 PORÇÕES
TEMPO DE PREPARO: 5 MINUTOS
TEMPO DE COZIMENTO: 10 MINUTOS

Falafel é uma especialidade da cozinha árabe muito popular, classificada como "comida de rua", encontrada em carrocinhas espalhadas pela rua.

DICA: embale e refrigere as sobras de *falafel* e use-as em um almoço rápido no escritório.

- 1 lata de grão-de-bico (360 a 380 gramas), enxaguados e secos
- ¼ de xícara de cebola picada
- ¼ de xícara de miolo de pão integral
- 1/3 de xícara de salsinha fresca
- 1/3 de xícara de folhas de coentro fresco
- 1 colher de chá de cominho em pó
- 2 colheres de chá de óleo de canola
- Folhas de alface-romana
- 1 xícara de *tzatziki* (ver receita na p. 269)

Em um processador, coloque grão-de-bico, cebola, miolo de pão, coentro, salsinha e cominho. Moer tudo até obter a consistência de uma pasta grossa. Faça bolinhos pequenos com a massa.

Em uma frigideira média antiaderente, ponha o óleo em fogo alto. Coloque os bolinhos em óleo quente e frite por 10 minutos, até que fiquem dourados e firmes.

Arrume as folhas de alface em 4 travessas individuais. Coloque o *falafel* e o *tzatziki* e sirva.

Quinoa com tomate assado, ervas frescas e iogurte

Serve 2 porções
Tempo de preparo: 10 minutos
Tempo de cozimento: 55 minutos

Faça esse prato em um domingo pela manhã, pois leva tempo de preparo. (Felizmente quase todo o tempo não é necessário ter a sua presença.) Embora essa receita seja feita tradicionalmente com cuscuz, o substituimos por quinoa por causa da adição de fibras e proteínas.

Dica: o iogurte grego é necessário, por causa da sua consistência firme.

- 180 gramas de tomate-cereja ou uva cortado ao meio
- 3 dentes de alho descascados
- 1 colher de chá de azeite de oliva
- 1 colher de chá de suco de limão fresco
- Sal e pimenta-do-reino a gosto
- 2/3 de xícara de quinoa
- Caldo de galinha com baixo teor de sódio (verifique na embalagem da quinoa instruções sobre a quantidade)
- ½ xícara de salsinha fresca picada
- 2 colheres de sopa de hortelã fresca picada
- ¼ de xícara de iogurte grego natural desnatado

Pré-aqueça o forno a 120º. Coloque os tomates no forno com a parte cortada para cima. Acrescente o alho e asse por 45 minutos, até que as bordas fiquem levemente murchas.

Coloque o alho assado no liquidificador, adicione óleo, 1 colher de sopa de água, o suco de limão, ½ xícara do tomate assado, sal e pimenta a gosto. Bata os ingredientes até o molho ficar com uma consistência lisa.

Cozinhe a quinoa conforme as instruções da embalagem. Substitua a água pelo caldo de galinha. Transfira para uma tigela e misture o molho de tomate, o tomate assado reservado, a salsinha picada, a hortelã e sal e pimenta-do-reino a gosto. Sirva com iogurte sobre o arroz.

Pizza pita de feta e cordeiro condimentado

Serve 2 porções
Tempo de preparo: 10 minutos
Tempo de cozimento: 15 mintos

Sendo feta um queijo de sabor muito forte, não é necessário colocar muita quantidade para obter sabor.

- 120 gramas de cordeiro magro moído
- ¼ de colher de chá de pimenta-da-jamaica moída
- ¼ de colher de chá de orégano seco
- Sal e pimenta-do-reino a gosto
- 2 pães pitas integrais
- 1 pimentão-vermelho picado
- 60 gramas de queijo feta sem gordura picado
- 2 colheres de sopa de hortelã fresca picada

Pré-aqueça o forno a 200º.

Em uma frigideira antiaderente média, untada e aquecida em fogo médio, coloque o cordeiro e frite por 15 minutos, até que esteja cozido por dentro e dourado por fora — abra a carne no processo de cozimento. Escorra toda a gordura da frigideira. Junte a pimenta-da-jamaica, orégano, sal e pimenta-do-reino a gosto.

Coloque os pães pita no balcão da cozinha e espalhe sbre ele a mistura do cordeiro, o pimentão e o queijo. Com uma espátula transfira cada pita recheado para a assadeira e asse por 10 minutos. Quando o queijo derreter e estiver crocante, retire do forno, guarneça com a hortelã e sirva.

Lanche

Homus com salsinha e limão

Faz 2 xícaras
Tempo de preparo: 5 minutos

Sirva esse acompanhamento cremoso com palitos de cenoura e aipo. Acredite ou não, ¼ de xícara contém toda a exigência diária de ferro que seu corpo necessita.

Dica: essa é uma ótima receita para uma festa pequena. Receita suficiente para 8 porções. Pode ser guardada na geladeira por uma semana e ser um lanche muito saudável.

1 lata (de 26 a 45 gramas) de grão-de-bico, escorrido e lavado
1 dente de alho picado
¼ de xícara de suco de limão fresco
¼ de xícara de pasta de *tahine*
½ colher de chá de cominho moído
Sal a gosto
1 ½ xícara de folhas de salsinha frescas

Bata no liquidificador ½ xícara de grão-de-bico e o alho até misturar bem. Adicione ½ de xícara de água, suco de limão, *tahine*, cominho, o restante do grão-de-bico e sal a gosto. Bata tudo até obter uma pasta homogênea. Adicione a salsinha e bata novamente para misturá-la à massa. Transfira a massa para uma tigela, cubra e deixe na geladeira até a hora de servir.

Pode ser mantida tampada na geladeira por até uma semana.

PÃO CROCANTE *LAVASH* COM TOMATE SECO E PATÊ DE ERVAS FRESCAS

SERVE 2 PORÇÕES
TEMPO DE PREPARO: 5 MINUTOS
TEMPO DE COZIMENTO: 5 MINUTOS

Pão *lavash* é um pão sem fermento típico do Oriente Médio. Se não encontrá-lo, substitua-o por pão pita integral. O patê de ervas frescas é cremoso e é um componente essencial à cozinha israelense.

½ xícara de folhas de salsinha fresca picadas
¼ de xícara de manjericão fresco picado
2 colheres de sopa de cebolinha fresca picada
2 colheres de sopa de suco de limão
45 gramas de *cream cheese* com baixo teor de gordura em temperatura ambiente
1/3 de xícara de iogurte grego natural desnatado
Sal e pimenta-do-reino a gosto
1 pão lavash ou pita integral
1 xícara de tomate seco picado
1 xícara de alface-romana picada

Bata no liquidificador a cebolinha, o manjericão, a salsinha, o suco de limão e o *cream cheese* até obter homogeneidade. Adicione o iogurte. Tempere com sal e pimenta-do-reino a gosto. Cubra e deixe na geladeira até servir.

Aqueça o *lavash* no forno convencional ou no micro-ondas.

Prepare o *wrap*: espalhe o patê de ervas frescas no pão, adicione os tomates picados, o alface e dobre a folha do pão. Corte pela metade e sirva

BABA GANOUSH COM ALHO ASSADO

RENDE 2 XÍCARAS
TEMPO DE PREPARO: 10 MINUTOS
TEMPO DE COZIMENTO: 35 MINUTOS

Baba ganoush é um prato popular em todo o Oriente Médio. É normalmente usado como um molho cremoso em que se mergulham as comidas, mas é também delicioso em sanduíches ou como guarnição. Note que essa receita é suficiente para 6 pessoas.

1 berinjela média
2 dentes de alho sem casca
¼ de xícara de *tahine* misturado
¼ de xícara de suco de limão fresco
½ xícara de feijão-branco ou de feijão *cannellini* lavado e escorrido na peneira
Sal a gosto
½ pão pita integral para cada porção

Pré-aqueça o forno a 200º. Com uma faca, fure a berinjela em vários lugares. Enrole no papel-alumínio. Coloque a berinjela e o alho em uma assadeira. Asse por 35 minutos, virando de quando em quando, até que a berinjela fique macia. Retire do forno e deixe esfriar.

Corte a berinjela no comprimento pela metade e coloque o seu miolo no liquidificador. Unte o liquidificador com alho grelhado e junte o *tahine*, o suco de limão, o feijão, o sal e a pimenta-do-reino a gosto. Bata até obter uma massa homogênea. Cubra e leve à geladeira. Retire na hora de servir.

Sirva o pão pita.

Chalota salteada com arroz integral

Serve 2 porções
Tempo de preparo: 5 minutos
Tempo de cozimento: 5 minutos

Para um rápido lanche use arroz cozido e um saquinho de espinafre congelado. Procure arroz integral na seção de congelados no seu supermercado.

Dica: o espinafre está cozido quando murchar. Acrescente as folhas à panela gradualmente.

½ colher de chá de azeite de oliva
½ chalota picada
2 dentes de alho picados
1 saquinho de 240 a 300 gramas de espinafre
¾ de xícara de arroz integral cozido ou *mix* de arroz integral e selvagem
Sal e pimenta-do-reino a gosto
90 gramas de queijo feta sem gordura picado

Em uma panela média antiaderente, aquecida em fogo médio, coloque a chalota e o alho. Frite por 1 minuto sempre mexendo. Adicione ¾ de xícara de água, cubra e cozinhe por 4 minutos até a água evaporar e o espinafre murchar. Junte o arroz, aqueça, tempere com sal e pimenta-do-reino a gosto. Coloque em 2 tigelas, guarneça com o queijo feta e sirva.

Jantar

Frango grelhado ao limão com cuscuz

Serve 2 porções
Tempo de preparo: 5 minutos (mais o tempo do marinado)
Tempo de cozimento: 24 minutos

Embora haja muitas especiarias nesse prato, a receita é rápida. Aqui usamos o *bulgur* tradicional com alto teor de fibra para fazer o cuscuz como acompanhamento.

Cuscuz

½ xícara de *bulgur*
Caldo de galinha com baixo teor de sódio (verifique as instruções na embalagem do *bulgur* para quantidades)
1 colher de sopa de gengibre fresco sem casca e moído
½ colher de chá de açafrão-da-terra em pó
½ colher de chá de canela em pó
½ colher de chá de cominho
½ pimentão-vermelho cortado em fatias finas
2 colher de sopa de suco de limão fresco
Sal e pimenta-do-reino a gosto

Frango

2 colheres de sopa de suco de limão fresco
Sal e pimenta-do-reino a gosto
2 metades de peito de frango desossado e sem pele (cerca de 120 gramas cada)

Para fazer o cuscuz prepare o *bulgur* de acordo com as instruções da embalagem, substituindo a água pelo caldo e adicionando o gengibre, o açafrão-da-terra, a canela e o cominho.

Em uma tigela média misture o *bulgur* cozido, o pimentão-vermelho, o suco de limão, o sal e pimenta-do-reino a gosto.

Para o frango, faça um molho com suco de limão, sal e pimenta-do-reino a gosto e coloque em um saco plástico. Coloque o frango dentro do saco e feche. De quando em quando, vire o saco para que todo frango pegue o tempero. Deixe marinar por 10 minutos

Pré-aqueça o forno ou uma caçarola antiaderente untada em fogo médio. Adicione o frango, grelhe por 6 minutos cada lado. Monte o cuscuz em 2 travessinhas de servir e coloque sobre ele o frango. Sirva.

Cozido de cordeiro com tomate

Serve 2 porções
Tempo de preparo: 15 minutos
Tempo de cozimento: 1h15

Sirva esse rico e saudável cozido em uma noite fria de inverno.

- 2 colheres de sopa de óleo de canola ou azeite de oliva
- 210 gramas de carne de cordeiro cozido e cortado em pedaços de 2,5 centímetros
- Sal e pimenta de reino a gosto
- ¾ de xícara de vinho tinto, dividido
- 1 cabeça de cebola pequena picada
- 3 dentes de alho picados
- 1 colher de chá de alho picado
- 1 colher de chá de alecrim desidratado
- 1 lata de tomate italiano (450 gramas) amassado
- ¾ de xícara de ervilhas congeladas

Aqueça uma frigideira média antiaderente em fogo alto. Tempere o cordeiro com sal e pimenta. Coloque metade do cordeiro na panela e doure por 2 minutos. Vire a carne e doure o outro lado da carne. Retire. A carne não ficará cozida totalmente. Transfira para uma travessa.

Adicione ¼ de xícara de vinho à panela mexendo por 1 minuto para desgrudar os pedacinhos do cordeiro que ficaram no fundo da frigideira. Retire todo o líquido da frigideira e coloque a outra metade do cordeiro e repita a operação.

Adicione à mesma frigideira aquecida em fogo médio cebola, alho, alecrim e o ¼ restante da xícara de vinho. Cozinhe por 4 minutos. Adicione os tomates, a carne do cordeiro e o suco da carne. Aumente o fogo e deixe ferver. Tampe, reduza o fogo e deixe ferver lentamente por 1 hora ou até o cordeiro ficar macio. Adicione 1 copo de água durante o tempo de cozimento para evitar que a carne se queime ou fique ressecada. Junte a ervilha e cozinhe por 5 minutos. Sirva.

Café da manhã

OMELETE DE ESPINAFRE COM DOIS QUEIJOS

SERVE 2 PORÇÕES
TEMPO DE PREPARO: 5 MINUTOS
TEMPO DE COZIMENTO: 9 MINUTOS

Usar um saco de espinafre *baby* pré-lavado significa que as folhas não devem ser picadas. Apenas lembre-se de adicionar as folhas gradualmente à frigideira — elas cozinham rapidamente.

120 gramas de espinafre *baby*
2 colheres de sopa de ricota com baixo teor calórico
6 claras
Sal e pimenta-do-reino
2 colheres de sopa de queijo feta com baixo teor de gordura picado

Em uma frigideira média antiaderente e untada em fogo médio, coloque gradualmente o espinafre e ¼ de xícara de água, cozinhe por 4 minutos até a água evaporar e o espinafre murchar, mexendo ocasionalmente. Transfira o espinafre para uma tigela média e junte a ricota.

Em outra tigela média, bata as claras e tempere com sal e pimenta-do-reino a gosto.

Limpe a frigideira com papel toalha e unte novamente. Aqueça a frigideira em fogo médio e adicione as claras de ovo. Cozinhe por 3 segundos até as bordas começarem a ficar firmes. Com uma espátula, posicione os ovos cozidos no centro da panela. Incline a panela para que os ovos que não foram cozidos fiquem sob os ovos já cozidos. Repita isso por toda a borda da frigideira até toda a omelete ficar firme.

Derrame a mistura de espinafre na metade da omelete e salpique o queijo feta. Cozinhe por 10 segundos, até ficar no ponto. Solte as bordas da omelete com uma espátula e chacoalhe a frigideira para soltar toda a omelete. Apoie a omelete em um prato e dobre ao meio. Sirva.

Salada de frutas com iogurte

Serve 2 porções
Tempo de preparo: 5 minutos

Os gregos misturam frutas e mel. Nos Estados Unidos, substituímos o mel por néctar de agave para suavizar a quantidade de glicemia. O iogurte grego é um dos melhores novos produtos dos laticínios norte-americanos — você não vai acreditar ao notar sua incrível cremosidade.

1 maçã verde sem casca, sem caroço e cortada em cubos
1 pera-d'anjou sem casca, sem caroço e cortada em cubos
1 kiwi firme sem casca e cortado em cubos
2 colheres de sopa de suco de laranja
2 colheres de sopa de néctar de agave
2 xícaras de iogurte grego natural desnatado

Em uma tigela média misture a maçã, a pera e o kiwi. Em uma xícara pequena misture o suco de laranja e o néctar de agave e bata até ficar homogêneo. Adicione à mistura as frutas e mexa. Refrigere no mínimo por 30 minutos antes de servir.

Coloque 1 xícara de iogurte em cada uma das 2 taças que serão usadas para servir e cubra com a salada de frutas e sirva.

Almoço

TABULE DE QUINOA COM BATATA-DOCE ASSADA

SERVE 2 PORÇÕES
TEMPO DE PREPARO: 5 MINUTOS
TEMPO DE COZIMENTO: 18 MINUTOS

Batata-doce tem muitos nutrientes. Além de ter baixo teor de gordura e calorias, possui uma enorme quantidade de vitamina A, C e acrescenta um sabor doce e textura cremosa a qualquer prato. Não é de se admirar que muitas culturas a incluem em sua dieta!

DICA: embora a quinoa não seja frequentemente usada na cozinha grega, a usamos nessa salada por causa do seu teor proteico. Se não encontrar quinoa, use o cuscuz.

- 1 batata-doce pequena (cerca de 240 gramas) sem casca e cortada em fatias de 1,5 centímetros
- ½ colher de chá de azeite de oliva
- Sal e pimenta-do-reino a gosto
- ¾ de xícara de quinoa
- ½ xícara de feijão-branco ou *cannellini* lavado
- ¼ de xícara de suco de limão fresco
- ½ xícara de hortelã fresca picada
- ½ xícara de salsinha fresca picada

Pré-aqueça o forno a 180° e coloque em uma assadeira pequena a batata-doce, óleo, azeite, sal e pimenta-do-reino a gosto. Asse de 16 a 18 minutos até a batata ficar macia.

Enquanto isso cozinhe a quinoa de acordo com as instruções da embalagem.

Em uma travessa junte a batata-doce, o feijão, a quinoa cozida, o suco de limão, a hortelã e a salsinha. Misture bem e sirva com sal e pimenta-do-reino a gosto.

Camarão assado e queijo feta

Serve 2 porções
Tempo de preparo: 5 minutos
Tempo de cozimento: 24 minutos

Feta, um queijo friável, feito do leite da cabra ou da ovelha, é o queijo mais usado na cozinha grega. Seu sabor salgado faz com que se lembre dele depois da refeição.

Dica: use camarão congelado já cozido e pronto para servir.

- 1 colher de chá de azeite de oliva
- ½ cebola picada
- 1 ½ xícara de arroz integral cozido
- Sal e pimenta-do-reino a gosto
- 340 gramas de camarão pré-cozido congelado (sem casca e limpo)
- 1 lata (cerca de 450 gramas) de tomate cortados em cubo
- 2 colheres de sopa de queijo feta picado com baixo teor de gordura
- 2 colheres de sopa de endro fresco moído

Pré-aqueça o forno a 180°. Em uma frigideira antiaderente, untada e aquecida em fogo médio adicione a cebola e frite por 4 minutos, até ficar macia. Remova do fogo e misture ao arroz cozido. Tempere com sal e pimenta-do-reino.

Em uma forma refratária coloque o arroz e sobre ele o camarão e os tomates. Polvilhe queijo feta e endro. Asse por 20 minutos, até o camarão ficar rosado. Sirva quente.

Salada grega com molho de limão fresco

Serve 2 porções
Tempo de preparo: 10 minutos
Tempo de cozimento: 3 minutos

Há muito sendo base da dieta grega, essa salada colorida e crocante merece um lugar em qualquer mesa de jantar.

Dica: use azeite extravirgem nas saladas e em outros pratos que vão ao fogo. O azeite mais barato é ótimo para a cozinha.

1 colher de sopa de suco de limão fresco
½ colher de chá de orégano desidratado
1 dente de alho pequeno picado, mais ½ dente de alho
Sal e pimenta de reino a gosto
2 colheres de sopa de azeite de oliva extravirgem
2 pães pita integral
3 xícaras de alface-romana picada
¾ de xícara de tomate-cereja ou uva cortado pela metade
½ pepino pequeno sem casca, cortado ao comprido e fatiado
1 xícara de grão-de-bico em lata lavado e seco
2 colheres de sopa de queijo feta picado

Em uma tigela grande, misture o suco de limão, o orégano, o alho picado, sal e pimenta-do-reino a gosto. Acrescente o azeite de oliva e 1 colher de chá de água. Misture tudo muito bem.

Esfreque alho na parte exterior dos pães pita. Grelhe os pães por 3 minutos, até que as marcas do *grill* se fixem no pão, mas eles não devem ficar crocantes.

Acrescente ao molho a alface, o tomate, o pepino, o grão-de-bico e o queijo feta. Misture. Sirva com os pães pita ainda quentes.

Lanche

ATUM GREGO

SERVE 2 PORÇÕES
TEMPO DE PREPARO: 5 MINUTOS
TEMPO DE COZIMENTO: 2 MINUTOS

O clima da Grécia favorece o cultivo de tomates o ano todo. Tomate combina muito bem com atum, queijo feta salgado e pedaços de pão pita.

1 lata de aproximadamente 180 gramas de atum em água.
1 colher de chá de azeite de oliva
1 colher de chá de vinagre de vinho tinto
Sal e pimenta-do-reino a gosto
1 tomate grande sem semente e fatiado (6 fatias)
30 gramas de queijo feta com baixo teor de gordura picado
1 colher de chá de orégano fresco picado
2 pães pita integral cortados em pedaços

Em uma tigela pequena misture o atum, o azeite, o vinagre, o sal e pimenta-do-reino a gosto.

Arrume as fatias de tomate no prato do micro-ondas, coloque uma camada da mistura de atum e feta. Cozinhe por 2 minutos até derreter o queijo e aquecer o atum. Salpique o orégano e sirva quente com os pedaços de queijo.

TZATZIKI

RENDE 1 ½ XÍCARA
TEMPO DE PREPARO: 5 MINUTOS

Tzatziki é um prato versátil e incrível usado como patê ou molho. Primo do molho indiano *raita*, *tzatziki* fica melhor com iogurte grego.

½ pepino sem casca e sem sementes
1 dente de alho picado
2 colheres de chá de vinagre de vinho branco
1 colher de chá de azeite de oliva extravirgem
1 ¼ xícara de iogurte grego natural desnatado
2 colheres de sopa de menta fresca picada, endro ou estragão
Sal
2 pães pita integral cortado em pedaços

Rale o pepino em uma tábua de legumes. Enrole em um papel toalha e aperte para absorver a umidade. Em uma tigela média, misture o pepino, o alho, o vinagre e o azeite. Junte o iogurte e a hortelã até misturar. Tempere com sal. Sirva com fatias de pita.

Salada de feijão-branco com vagem e tomate

Serve 2 porções
Tempo de preparo: 5 minutos
Tempo de cozimento: 2 minutos

Feijões são uma excelente fonte de proteína, e feijões em lata são uma rápida solução para preparar uma salada substanciosa e saudável como esta.

Dica: para dar mais cor e brilho a saladas frias, ervas frescas são essenciais.

120 gramas de vagem
3 colheres de sopa de suco de limão
1 colher de chá de azeite de oliva extravirgem
Sal e pimenta-do-reino
1 ½ xícara de feijão-branco ou cannellini em lata
1 xícara de tomate-cereja cortados ao meio
1 colher de sopa de orégano fresco
¼ de xícara de salsinha fresca picada
Folhas de alface-romana ou espinafre

Coloque água em uma panela para ferver e adicione a vagem. Cozinhe 2 minutos. Escorra.

Em uma travessa, misture o suco de limão, o azeite, o sal e a pimenta-do-reino a gosto. Acrescente a vagem, o feijão, o tomate, o orégano e a salsinha. Arrume as folhas de espinafre em 2 travessinhas de servir, cubra com a salda e sirva.

Sanduíche de frango e berinjela

Serve 2 porções
Tempo de preparo: 5 minutos
Tempo de cozimento: 22 minutos

1 metade de peito de frango desossado e sem pele (cerca de 120 gramas)
2 fatias grossas de berinjela (cerca de 1,5 centímetros)
4 fatias grossas de tomate (cerca de 1,5 centímetros)
Sal e pimenta-do-reino a gosto
¼ de xícara de folhas de manjericão frescas e picadas
30 gramas de queijo mussarela magro

Pré-aqueça o forno a 180º.

Fatie o frango em 2 filés.

Em um frigideira antiaderente, untada e aquecida em fogo médio, coloque os filés e a berinjela e frite por 2 minutos cada lado, até dourar. A berinjela ficará macia e o frango não ficará totalmente cozido.

Coloque as 2 fatias de berinjela em uma assadeira pequena e 1 fatia de tomate sobre cada fatia de berinjela. Salpique sal, pimenta-do-reino e manjericão a gosto. Coloque sobre a camada de tomate o filé de frango e faça outra camada com o tomate restante. Tempere com sal e pimenta-do-reino a gosto e polvilhe com queijo de modo uniforme. Asse por 18 minutos, até cozinhar o filé de frango. Sirva.

Frango grelhado com tomate (espetinhos)

Serve 2 porções
Tempo de preparo: 5 minutos (mais o tempo de marinar)
Tempo de cozimento: 7 minutos

Dica: Se for usar espetinhos de madeira, deixe de molho na água por pelo menos 10 minutos antes de preparar os *kebabs* para evitar que se queime.

- 2 colheres de sopa de vinagre de vinho tinto
- 1 colher de chá azeite de oliva
- 2 colheres de chá de orégano fresco picado ou 1 colher de chá de orégano seco
- Sal e pimenta-do-reino
- 340 gramas de peito de frango desossado e sem pele, cortado em 16 cubos de cerca de 2 centímetros
- 8 tomates-cereja
- 1 abobrinha cortada em 16 pedaços de 2,5 centímetros

Em uma tigela média de plástico ou vidro, misture o vinagre, o azeite, o orégano e sal e pimenta a gosto. Acrescente o frango e misture bem. Tampe e coloque na geladeira por pelo menos 2 horas.

Pré-aqueça o *grill* ou uma panela de grelhar em fogo médio-alto. Coloque em cada espeto de 20 a 25 centímetros dois pedaços de frango, 1 tomate e 2 abobrinhas. Grelhe por 5 a 7 minutos, virando até assar bem de todos os lados. Sirva.

Jantar

GYROS CASEIRO

SERVE 2 PORÇÕES
TEMPO DE PREPARO: O TEMPO DE MARINAR
TEMPO DE COZIMENTO: 10 MINUTOS

Gyros é uma comida popular das ruas da Grécia. Imagine-o como um sanduíche, feito com seus recheios preferidos. Neste vamos usar tomate, *tzatiziki* e cebola vermelha.

1 colher de chá de páprica
1 colher de chá de orégano fresco picado ou ½ colher de chá de orégano seco
Sal e pimenta-do-reino
1 pernil de porco sem osso (cerca de 340 gramas), fatiado fino
½ colher de chá de vinagre de vinho branco
2 pitas integrais
¼ xícara de *tzatziki* (veja a receita na p. 269)
½ xícara de cebola vermelha fatiada bem fina
1 tomate sem semente fatiado fino

Em uma tigela pequena, misture a páprica, o orégano, sal e pimenta a gosto.

Bata as fatias de pernil até ficar com menos de 2 centímetros de espessura. Arrume em uma assadeira de silicone ou vidro de 20 por 30 centímetros. Polvilhe com a mistura de páprica e salpique o vinagre. Coloque na geladeira por 30 minutos.

Cozinhe a carne por 3 minutos de cada lado em fogo alto, numa frigideira grande, untada levemente, até dourar.

Embrulhe as pitas em papel-alumínio e aqueça no forno. Recheie com o pernil, o *tzatzik*, a cebola e o tomate. Sirva.

Bacalhau assado no limão e azeite com *bulgur* cozido

Serve 2 porções
Tempo de preparo: 5 minutos
Tempo de cozimento: 10 minutos

Grelhar o peixe antes de assar cria uma bela crosta dourada. Use uma frigideira resistente ao forno assim você terá apenas uma panela para lavar ao final.

Dica: se não encontrar *bulgur*, use arroz integral.

1 dente de alho picado
Sal e pimenta-do-reino
1 colher de chá de azeite de oliva
½ colher de chá de casca de limão ralada fina
1 colher de sopa de suco de limão fresco
2 filés de bacalhau (cerca de 150 gramas cada)
Bulgur cozido com aspargos (veja abaixo)

Pré-aqueça o forno a 200º. Em uma xícara pequena amasse o alho com sal e pimenta para formar uma pasta. Misture o óleo, a casca de limão e o suco.

Tempere o bacalhau com sal e pimenta a gosto e coloque em uma frigideira antiaderente resistente ao forno, levemente untada, pré-aquecida em fogo médio-alto e cozinhe por 2 minutos cada lado, até dourar levemente. Espalhe a mistura de alho sobre o peixe. Transfira a frigideira para o forno e asse por 6 minutos. Sirva com o *bulgur* sobre ele.

Bulgur cozido com aspargos

Cozinhe ½ xícara de *bulgur* seguindo as instruções da embalagem. Nos últimos 3 minutos de cozimento, adicione 1 xícara de aspargos picados. Escorra. Em uma tigela média, misture 2 colheres de chá de suco de limão fresco, colher de chá de azeite de oliva e sal e pimenta a gosto. Misture o *bulgur* e os aspargos com o tempero. Misture mais ½ xícara de salsinha fresca picada ou manjericão.

PARTE 5

Cardápios da Dieta dos Países Magros

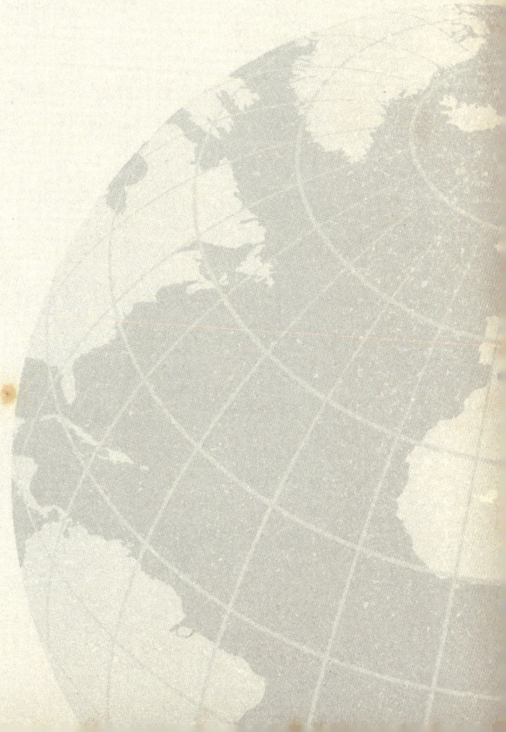

Agora que você já conhece bem todas as receitas, é possível começar a fazer seu cardápio diário. Neste livro montei um exemplo de cardápio para quatro semanas, inclusive com lanches. Cada semana foi pensada para fazer uma combinação de refeições que combatem o câncer e diminuem o colesterol.

Esse plano de quatro semanas também incorpora alguns aspectos da minha, já testada, fórmula dos 5 Fatores de perda de peso que produz melhores resultados na forma física.

Semana 1

Dia 1

Café da manhã: Sopa de missô com tofu
Lanche 1: *Crostini caprese*
Almoço: Tabule de quinoa com batata-doce assada
Lanche 2: Pimentão doce tostado com ricota
Jantar: Bacalhau assado no limão e azeite com *bulgur* cozido
Atividade física: Não use o elevador, vá de escadas

Dia 2

Café da manhã: *Lassi* com pêssego e framboesa
Lanche 1: Salada cremosa de maçã, aipo e cebola vermelha
Almoço: Salada *niçoise* fácil
Lanche 2: Sopa de ervilhas
Jantar: Frango italiano com pimentão e cebola
Atividade física: Estacione na vaga mais longe do seu local de trabalho

Dia 3

Café da manhã: Omelete de cebolinhas crocantes e arroz
Lanche 1: Grão-de-bico e frango apimentado à moda indiana
Almoço: Massa integral com pesto de manjericão e espinafre
Lanche 2: Pão crocante *lavash* com tomate seco e patê de ervas frescas
Jantar: *Halibut* a cinco especiarias
Atividade física: Passe aspirador na casa, mesmo que ela já esteja limpa

Dia 4

Café da manhã: Cereal matinal e café quente
Lanche 1: Sushi de salmão defumado com *nori*
Almoço: Salada de arroz, frango e capim-santo
Lanche 2: *Caponata* de berinjela
Jantar: Atum grelhado ao molho de laranja e gergelim
Atividade física: Sem leite? Vá a pé até a loja de conveniência mais próxima para essa compra

DIA 5

CAFÉ DA MANHÃ: Minissuflê de aspargos com cebolinha
LANCHE 1: *Wrap* de alface com frango ao gengibre
ALMOÇO: *Soba stir-fry*
LANCHE 2: *Smorgasbord* de salmão defumado
JANTAR: Carne de boi grelhada coreana
ATIVIDADE FÍSICA: Mesmo que você já tenha feito compras, dê uma volta extra no *shopping*

DIA 6

CAFÉ DA MANHÃ: Fritada italiana com abobrinha, alho-poró e parmesão
LANCHE 1: Homus com salsinha e limão
ALMOÇO: Salada de camarão asiático
LANCHE 2: Lentilhas mornas com queijo de cabra
JANTAR: Frango grelhado ao limão com cuscuz
ATIVIDADE FÍSICA: Não use as escadas rolantes do aeroporto e vá a pé até o portão de embarque

DIA 7 **DIA LIVRE**

Semana 2

DIA 1

CAFÉ DA MANHÃ: *Gaeran mari*
LANCHE 1: Tomate balsâmico assado com torrada e queijo de cabra
ALMOÇO: *Falafel* de ervas frescas
LANCHE 2: Chá-verde gelado com framboesa
JANTAR: Robalo assado com erva-doce e salada de laranja
ATIVIDADE FÍSICA: Enquanto fala ao telefone, levante-se e ande pela casa

DIA 2

CAFÉ DA MANHÃ: Iogurte com damasco e romã
LANCHE 1: Pimentão doce tostado com ricota

ALMOÇO: Almôndegas suecas assadas
LANCHE 2: Pastel chinês com acelga chinesa e camarão
JANTAR: Salmão escaldado com maionese de ervas
ATIVIDADE FÍSICA: Em vez de enviar um *e-mail* ao seu colega de trabalho, caminhe até ele e converse

DIA 3

CAFÉ DA MANHÃ: Salada de frutas com iogurte
LANCHE 1: Macarrão ao molho de amendoim
ALMOÇO: *Chow mein* para dois
LANCHE 2: Camarão com feijão-preto e arroz frito
JANTAR: Guisado de *halibut* ao molho de limão com alcaparras
ATIVIDADE FÍSICA: Leve seu cachorro para fazer uma caminhada extra. Se você não tem cachorro, se ofereça para dar uma volta com o dos vizinhos

DIA 4

CAFÉ DA MANHÃ: Crepe integral com framboesa fresca
LANCHE 1: Pão crocante *lavash* com tomate seco e patê de ervas frescas
ALMOÇO: Camarão assado e queijo feta
LANCHE 2: Sushi de vegetais frescos
JANTAR: *Gyros* caseiro
ATIVIDADE FÍSICA: Carona! Caminhe, pela manhã, até a casa do seu vizinho e vá trabalhar de carona

DIA 5

CAFÉ DA MANHÃ: Omelete de espinafre com dois queijos
LANCHE 1: Salada crocante de vegetais
ALMOÇO: Lentilhas mornas com queijo de cabra
LANCHE 2: Sanduíche de frango e berinjela
JANTAR: Lombo de porco assado com maçãs
ATIVIDADE FÍSICA: Se possível, use o transporte público hoje

DIA 6

CAFÉ DA MANHÃ: Pita com iogurte e endro
LANCHE 1: Cogumelos *portobello* recheados

ALMOÇO: *Pan bagna*
LANCHE 2: Sopa de ervilhas
JANTAR: Ensopado de salmão condimentado com arroz integral
ATIVIDADE FÍSICA: Trabalhe no jardim

DIA 7 **DIA LIVRE**

Semana 3

DIA 1

CAFÉ DA MANHÃ: Biscoitos de amêndoas e laranjas, com *caffè latte*
LANCHE 1: Ervilhas à moda *stir-fry*
ALMOÇO: Arenque cremoso no pão integral
LANCHE 2: *Tzatziki*
JANTAR: Salmão *teryaki* com salada de repolho asiática

DIA 2

CAFÉ DA MANHÃ: Panquecas suecas com amoras ou framboesas
LANCHE 1: Atum grego
ALMOÇO: Sopa de ovo com espinafre fresco
LANCHE 2: Sanduíche aberto de frango com cebola caramelada
JANTAR: *Shabu-shabu*

DIA 3

CAFÉ DA MANHÃ: Arroz *congee* condimentado com pera
LANCHE 1: *Caponata* de berinjela
ALMOÇO: Quinoa com tomate assado, ervas frescas e iogurte
LANCHE 2: Camarão e macarrão à moda *stir-fry*
JANTAR: Mariscos marinados

DIA 4

CAFÉ DA MANHÃ: Sopa de macarrão com frango
LANCHE 1: Sushi de atum condimentado

ALMOÇO: Churrasco e arroz na tigela
LANCHE 2: Pepino em conserva com endro fresco e biscoito crocante
JANTAR: *Cassoulet* de frango com alho

DIA 5

CAFÉ DA MANHÃ: *Bulgur* de canela com nozes e frutas vermelhas
LANCHE 1: Sanduíche de frango e berinjela
ALMOÇO: Salada grega com molho de limão fresco
LANCHE 2: Aspargos assados com quinoa e anéis de parmesão
JANTAR: Caldo de macarrão com vieiras ao gergelim

DIA 6

CAFÉ DA MANHÃ: Granola torrada e crocante
LANCHE 1: *Wonton* de frango com *curry*
ALMOÇO: Sopa *pistou*
LANCHE 2: Sushi de vegetais frescos
JANTAR: Cozido de cordeiro com tomate

DIA 7 **DIA LIVRE**

Semana 4

DIA 1

CAFÉ DA MANHÃ: Pão *paratha* quente com batata-doce ao *curry*
LANCHE 1: Salada de algas com *edamame*
ALMOÇO: Frango crocante condimentado
LANCHE 2: *Ratatouille*
JANTAR: Fraldinha condimentada à moda *stir-fry* com molho de feijão-preto

DIA 2

CAFÉ DA MANHÃ: *Soba* com pepino e repolho
LANCHE 1: Salada de feijão-branco com vagem e tomate

ALMOÇO: Pizza pita de feta e cordeiro condimentado
LANCHE 2: *Dumpling* chinês de porco com repolho
JANTAR: Frango rápido com ragu de *porcini*

DIA 3

CAFÉ DA MANHÃ: Arroz com gergelim
LANCHE 1: *Baba ganoush* com alho assado
ALMOÇO: Risoto de batata-doce com vitela
LANCHE 2: Frango *yakatori* (espetinhos)
JANTAR: Clássico *stir-fry* caseiro coreano

DIA 4

CAFÉ DA MANHÃ: Espinafre ao leite de coco
LANCHE 1: Sanduíche aberto de truta defumada ao creme de rábano silvestre
ALMOÇO: *Mee goreng* (macarrão cingapuriano)
LANCHE 2: Lentilha vermelha condimentada
JANTAR: Fraldinha com gengibre e macarrão

DIA 5

CAFÉ DA MANHÃ: Sopa de missô com tofu
LANCHE 1: Frango grelhado com tomate (espetinhos)
ALMOÇO: Arroz frito com cogumelos e *edamame* (feijão-de-soja-verde)
LANCHE 2: *Muffins* de centeio com *blueberries*
JANTAR: Frango *tandori* ao molho *raita* frio

DIA 6

CAFÉ DA MANHÃ: Fritada italiana com abobrinha, alho-poró e parmesão
LANCHE 1: Chalota salteada com arroz integral
ALMOÇO: Salada de camarão asiática
LANCHE 2: *Smorgasboard* de salmão defumado
JANTAR: Frango e batata-doce à moda *stir-fry*

DIA 7 **DIA LIVRE**

Índice geral

Índice de receitas

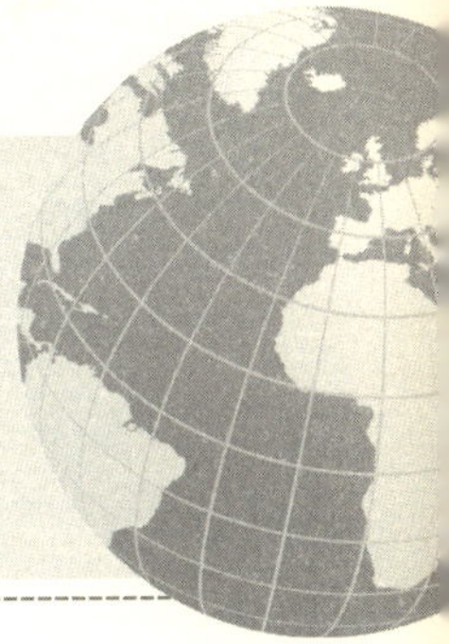

Agradecimentos

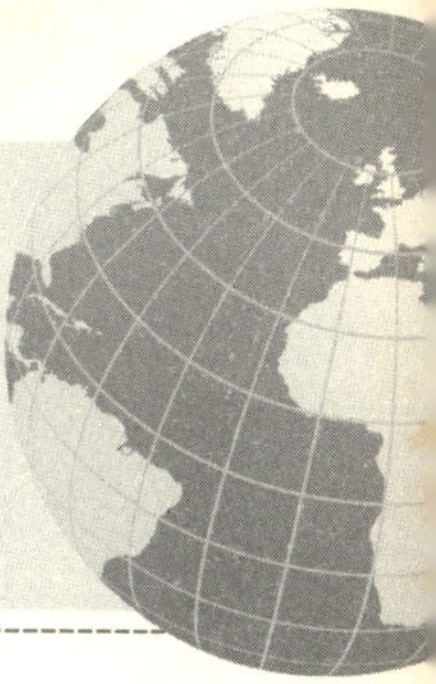

Meus pais canadenses que incutiram em mim a paixão por viajar e o espírito de aventura.

Meus avós húngaros, poloneses e romenos, e meus primos de Cuba e de Israel.

Meu clientes norte-americanos, brasileiros, mexicanos, canadenses, franceses, ingleses, suíços, italianos, gregos, irlandeses, portugueses, alemães, chineses, espanhóis, australianos, iranianos, dominicanos e do Bahrein, por me levarem consigo em suas viagens e confiarem a mim sua saúde.

Ao Canadá, o país mais multicultural do mundo, e a Toronto, a cidade com maior diversidade étnica do mundo. Obrigado por me inspirarem.

Minha superagente norte-americana Andrea Barzvi.

Laura Moser. Obrigado por transformar meus rabiscos desconexos em capítulos belos e articulados.

Susie Ott, por me ajudar a criar as receitas fáceis dos 5 Fatores que têm um sabor delicioso, com ingredientes que eu nunca havia ouvido falar.

Meu editor, Marnie Cochran. Esperei seis anos para trabalhar com você!

Nancy, Steve e Holly, por transformarem minhas ideias abstratas em objetos físicos que as pessoas gostam.

Notas

Introdução

1 Organização Mundial de Saúde, "Obesity and Overweight" [Obesidade e sobrepeso] (Fact Sheet n. 311, setembro de 2006).

Capítulo 1 — Os povos mais gordos do mundo

2 Organização Mundial de Saúde, "Obesity and Overweight" [Obesidade e sobrepeso] (Fact Sheet n. 311, setembro de 2006).

3 Phil Mercer, "South Pacific is Fattest Region" [O Pacífico Sul é a região mais gorda], BBC News, bbc.co.uk/z/hi/health/6396111.stm, 26 de fevereiro de 2007; "World's Fattest Countries" [Os países mais gordos do mundo], *Forbes*, www.forbes.com/2007/02/07/worlds--fattest-countries-forbeslife.cx-1s-0208worldfat.html, 7 de fevereiro de 2007.

4 National Center for Health Statistics, "Prevalence of Overweight and Obesity Among Adults: United States, 1999-2000" [A predominância do sobrepeso e da obesidade entre os adultos nos Estados Unidos, 1999-2000], 9 de setembro de 2008, www.cdc.gov/nchs/products/pubs/pubd/hestats/obese/obse99.htm.

5 National Institutes of Health [Institutos Nacionais de Saúde], "NIH Releases Research Strategy to Fight Obesity Epidemic" [Documento do NIH de Estratégia de pesquisa na luta contra a epidemia da obesidade], 24 de agosto de 2004, www.nih.gov/news/pr/aug2004/niddk-24.htm.

6 U.S. Department of Health and Human Services [Departamento de Saúde e Serviços Humanos dos Estados Unidos], Centers for Disease Control and Prevention [Centro de Controle e Prevenção de Doenças], "Preventing Obesity and Chronic Diseases Through Good Nutrition and Physical Activity" [Prevenindo a obesidade e as doenças crônicas por meio da boa nutrição e da atividade física], agosto de 2008. "Welcome to the Town That Will Help You Lose Weight" [Bem-vindo à cidade que o ajudará a perder peso], *The Times* (Londres), 18 de fevereiro de 2007.

7 "You Want Fries With That?" [Acompanha fritas?], *The New York Time*, 12 de janeiro de 2003.

8 "Study Details 30-Year Increase in Calorie Consumption" [Estudo detalhado sobre 30 anos de aumento de consumo de calorias], *The New York Time*, 6 de fevereiro de 2004.

9 "Portion Sizes Grow With American Wastlines" [O tamanho das porções aumenta com o tamanho das cinturas norte-americanas], *Associated Press*, 6 de dezembro de 2006, www.msnbc.msn.com/id/16076842/ns/health-*diet*-and-nutrition.

10 "Are We Eating Too Much at Restaurants?" [Estamos comendo demais em restaurants?], *Argus Leader* (Sioux Falls, SD), 18 de junho de 2006.

11 "Size Can Fool the Eyes: Larger Dishes Can Make It Difficult to Limit Your Portions" [O tamanho pode enganar os olhos: Pratos maiores dificultam limitar as porções], *The News — Sentinel* (Fort Wayne, IN), 25 de novembro de 2008.

12 McDonald's, "Our Story" [Nossa história] (FAQ), www.macdonalds.ca/en/aboutus/faq.aspx, acessado em 21 de maio de 2009.

13 "A Global Response to a Global Problem: The Epidemic of Overnutrition" [Uma resposta global para um problema global: A epidemia do excesso de nutrição], *Bulletin of the World Health Organization 80*, n. 12 (2002): 952-958.

14 U.S. Department of Agriculture, "Profiling Food Consumption in America" [Traçando o perfil do consumo alimentar nos Estados Unidos], *Agricultural Factbook*, 2001-2002 (Washington, D.C.: Government Printing Office, 2003).

15 "Pedometer Gets People Up and Walking" [Pedômetro faz as pessoas se levantar e andar], *The Star-Ledger* (Newark, NJ), 27 de novembro de 2007.

16 David Bassett, Jr., et. al., "Walking, Cycling, and Obesity Rates in Europe, North America and Australia" [Caminhar, pedalar e taxas de obesidade na Europa, América do Norte e Austrália], *Journal of Physical Active and Health 5* (novembro de 2008): 807.

Capítulo 2 — Os povos mais saudáveis do mundo

17 O *The World Factbook* é uma publicação anual da Central Intelligence Agency (CIA) dos Estados Unidos da América com informações de base, em estilo almanaque, sobre os países do mundo. O livro fornece um resumo de duas a três páginas da demografia, localização, telecomunicações, governo, indústria, capacidade militar etc. de todos os países e territórios do mundo reconhecidos diplomaticamente pelos EUA. http://pt.wikipedia.org/wiki/CIA_World_Factbook (N. T.).

18 CIA. *The 2007 World Factbook.*

19 U.S. Census Boureau, "Income Climbs, Poverty Stabilizes, Ununsured Rate Increases" (Press Release, 29 de agosto de 2006).

20 "Infant Mortality Rates Are Rising in US, While Rates in Other Countries Are Improving", ABC News, 1 de novembro de 2005.

Capítulo 3 — Japão

21 As fontes são as mesmas para todos os países. Média de expectativa de vida: *The 2009 World Factbook* da CIA. Porcentagem de adultos com sobrepeso e obesos: Organização Mundial da Saúde, Global InfoBase, http://apps.who.int/infobase/reprot.aspx. Consumo de carne: World Resources Institute [Intituto Mundial de Recursos], www.wri.org.Composição da dieta: tk.

22 "Percentage of Japanese Aged 65 or Older Hits New High" [Aumenta a porcentagem dos japoneses com 65 anos ou mais], Associated Press Worldstream, 17 de setembro de 2007.

23 World Health Organization, Regional Office for The Western Pacific, "Smoking Statistics" [Estatísticas de fumantes] (Folder de 28 de maio de 2002); "Death Be Not Proud" [A morte não se orgulha] *The Economist* [versão norte-americana], maio de 2008.

24 "The Secret of Life: Okinawans, The World's Longest-Lived People, Have a Lot to Teach Americans on the Art of Reaching 100" [O segredo da vida: O povo de Okinawa: As pessoas que mais vivem no mundo têm muito a ensinar aos norte-americanos sobre a arte de chegar aos 100 anos], *The Boston Globe* [jornal norte-americano], 22 de maio de 2001.

25 "Smaller Portions Keep Japanesese Fit and Trim" [Pequenas porções mantêm os japoneses em forma e elegantes] *Orlando Sentinel* [jornal norte-americano](Orlando, FL), 25 de setembro de 2007.

26 Asian Food Information Centre, "It's a Small World After All: Dietary Guidelines Around the World" [Afinal de contas o mundo é pequeno: Normas de dieta ao redor do mundo], 2004

27 "Simple Living in Japan: Profile," [A vida simples do Japão: perfil] *National Geografic,* www.nationalgeographic.com/healthyliving/index.html.

28 David Bassett Jr., et al., "Walking, Cycling, and Obesity Rates in Europe, North America and Australia" [Caminhar, andar de bicicleta e os índices de obesidade na Europa, Estados Unidos e Austrália], *Journal of Physical Activity and Health 5* (novembro de 2008): 809.

Capítulo 5 — China

29 T. Colin Campbell com Thomas M. Campbell II, *The China Study: The Most Comprehensive Study of Nutrition Ever Conducted* [O estudo da China: O mais completo estudo da nutrição chinesa já feito] (Dalas, TX: BenBella Books, 2004), 90.

30 Ibid., 78

31 Ibid., 82,86

32 Tea Association of the USA [Associação Norte-americana do Chá], "About Tea" [Sobre o chá] www.teausa.com/general.501g.cfm.

33 Mary Jo Manzanares, "Help! I Am a Prisioner in a Chinese Fortune Cookie Factory" [Socorro! Estou preso numa fábrica de biscoitinhos da sorte] Fly Away Café, BlissTree.com, 10 de abril de 2007.

Capítulo 6 — Suécia

34 "World's Healthiest Countries" [Os países mais saudáveis do mundo], *Foreign Policy*, outubro de 2007.

Capítulo 7 — França

35 "7 Secret Ways French Women Stay Slim" [7 segredos para a mulher francesa permanecer magra], *Cosmopolitan*, fevereiro de 2003.

Capítulo 8 — Itália

36 Organization for Economic Co-Operation and Development, Health Data 2008, "How does Italy Compare" [Como se igualar à Itália].

37 "The Hidden Calories in Your Drinks" [As calorias escondidas nas suas bebidas], ABC News, 23 de janeiro de 2005.

38 K. Maruyama at al., "The Joint Impact on Being Overweight of Self Reported Behaviours of Eating Quickly and Eating Until Full: Cross Sectional Survey" [O impacto duplo no sobrepeso por causa do hábito comportamental de comer rapidamente e comer até satisfazer-se: Estudo transversal], *British Medical Journal* (21 de outubro de 2008): 337.

Capítulo 9 — Espanha

39 J-PChaput et al., "Relationship Between Short Sleepeing Hours and Childhood Overweight/Obesity: Results from 'Quebéc en Forme' Project" [Relação entre poucas horas de sono e a obesidade na infância: Resultados do Projeto Quebec], *International Journal of Obsesity 30* [Journal Internacional da Obsesidade, 30] (14 de março de 2006): 1080-1085.

40 "Suburban Sprawl Adds Health Concern," [A expansão do subúrbio aumenta a preocupação com a saúde] *The New York Times,* 31 de agosto de 2003.

Capítulo 10 — Coreia do Sul

41 "Uniqueness of Korean Cuisine: *Kimchi*" [*Kimchi*: Exclusividade da cozinha coreana], *Korea Times*, 31 de julho de 2008.

42 U. S, Department of Agriculture, Economic Research Service, "Factors Affecting U. S. Beef Consumption" [Fatores que afetam o consumo de carne nos Estados Unidos] (Outlook Report No. LDPM13502, outubro de 2005).

Capítulo 11 — Israel

43 "Commom Indian Spice Stirs Hope" Condimentos indianos mais comuns estimulam a esperança], *The Wall Street Journal*, TK.

Capítulo 12 — Grécia

44 "Study Higjlights Unhealthy Eating Habits Among Greek Children" [Estudo ressalta hábitos alimentares não saudáveis das crianças gregas], Athens News Agency, 13 de novembro de 2007.

Capítulo 16 — O estilo de vida dos 5 Fatores

45 David Bassett Jr., et al., "Walking, Cycling and Obesity Rates in Europe, North America and Australia" *Journal of Physical Activity and Health 5* (novembro de 2008): 795-814.

46 "Pedometers Help People Stay Active, Stanford Study Finds" [O pedômetro ajuda as pessoas a permanecerem ativas — Descobertas de estudos em Stanford], Stanford School of Medicine, 26 de novembro de 2007.

47 I. M. Lee et al., "Physical Activity and Coronary Heart Disease in Women: Is 'No Pain, No Gain' Passé?" [Atividade física e as doenças coronárias nas mulheres: 'Sem dor, sem resultados'?] *Journal of the American Medical Association 285*, número 11 (21 de março de 2001): 1447-1454.

ESTE LIVRO FOI COMPOSTO
EM MINION E PROXIMA NOVA PARA
A LUA DE PAPEL EM JANEIRO DE 2011.